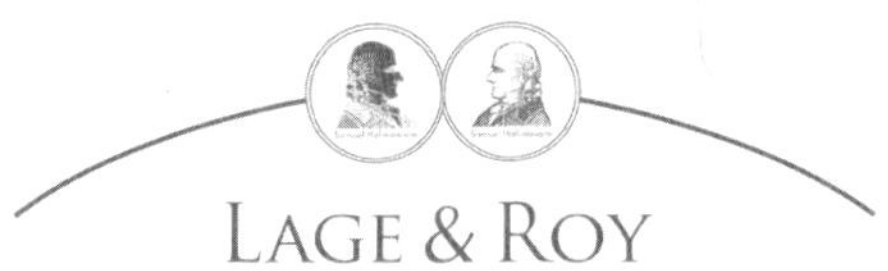
LAGE & ROY

Ravi Roy

HOMÖOPATHISCHER RATGEBER

Lungenentzündung

Zuverlässig schützen und behandeln

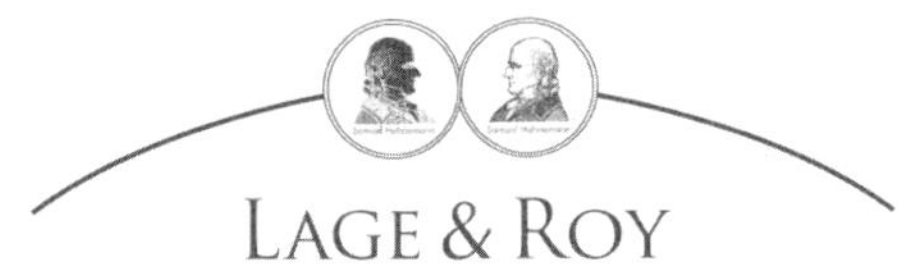

LAGE & ROY

Zum Nachdenken

Innerhalb der letzten paar Wochen ist auf einmal, laut der schulmedizinischen Statistik, die Anzahl der Erkrankungen und die Sterberate durch COVID-19 in Deutschland um mehr als das Dreißigfache gestiegen. Ein Killervirus ist nicht monatelang zahm, um plötzlich, und gerade dann, als die Einschränkungen gemacht wurden, vielfach tödlicher zu werden. Im Grunde ist es bei allen Epidemien umgekehrt, anfänglich ist das Virus viel machtvoller, dann lernt das Immunsystem damit umzugehen und der Mensch wird immer widerstandsfähiger! *April 2020*

Impressum

Ravi Roy
Homöopathischer Ratgeber HR 21
Lungenentzündung – Zuverlässig schützen und behandeln

Burgstraße 8 · 82418 Riegsee-Hagen
Tel. 08841/4455 · Fax 08841/4298
www.lage-roy.de
1. Auflage April 2020
ISBN 978-3-929108-68-2

Druck: Senser Druck, Augsburg
Klimaneutraler Druck unter Verwendung von Biofarben und Ökostrom aus Wasserkraft

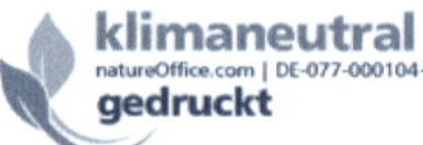

Inhaltsverzeichnis

Vorwort

Dieses Buch lag schon etliche Jahre in unserer Schublade. Wir wissen nicht genau warum, aber viele andere Themen hatten uns wohl mehr beschäftigt. Nun droht mit der Masern-Pflicht-Impfung eine Einschränkung der Menschenrechte und mit dem „neuartigen“ Coronavirus spitzen sich die Impfthematik und die Angst vor Ansteckung noch weiter zu. Angst ist kein heilsamer Wegbegleiter, und der Mensch läßt sich zu leicht damit manipulieren, was er leider nicht gleich merkt.

Im Jahr 2003 trat erstmalig ein bis dato unbekanntes Coronavirus auf, das eine schwere Lungenentzündung hervorrufen sollte. Später wurde der Zeitpunkt auf 2002 revidiert. Sie wurde SARS genannt, die Abkürzung von Severe Respiratory Acute Syndrome – Schweres Akutes Respiratorisches (=Atemwegs-) Syndrom – und das Virus SARS Coronavirus, abgekürzt SARS-CoV.

Wieso SARS als schwere Atemproblematik bezeichnet wurde, ist aus der Krankheitsdarstellung nicht ersichtlich. Das Virus befällt zunächst nicht die Lunge, sondern äußert sich als einfache Grippe, die erst im späteren Verlauf zu einer Lungenentzündung mit Atemnot führen könnte, entweder als eine direkte Pneumonie, also viral bedingt, oder aufgrund einer sekundären, nämlich bakteriellen Ursache.

In welcher Weise die aktuelle SARS-Erkrankung, genannt COVID-19, viel schlimmer sein soll als eine normale Lungenentzündung, bleibt ebenfalls ein Rätsel, zumal sich meist gar keine Lungenentzündung entwickelt, folglich auch keine großen Atembeschwerden. Auch die Ansteckungsgefahr ist nicht sonderlich groß. Auf jeden Fall wurde SARS damals als eine seltene Krankheit eingestuft. Die Sterberate ist auch nicht sehr hoch, außer bei älteren Menschen, die durch andere schwächende Krankheiten betroffen oder durch Medikamente geschwächt sind. Ebenfalls gefährdet sind geschwächte Kinder, vor allem nach Impfungen, wenn das Immunsystem einen schweren Schlag erlitten hat.

Für einen durchschnittlich gesunden Menschen ist das Risiko, an COVID-19 zu erkranken, jedenfalls äußerst gering.

2012 hörte man über die Medien dann erstmalig von MERS (Middle East Respiratory Syndrome), das über die Jahre sporadisch auftritt und bis heute ein paar Tausend Menschen befallen hat. Das Virus wurde MERS-CoV genannt. Und nun ist am 31.12.2019 das neuartige COVID-19 aufgetaucht.

Immer wenn wieder eine neue Angst verbreitet wird, fragen die Menschen: Ob die Homöopathie etwas anzubieten hat? Ob sie eine Antwort auf diesen Schrecken bereit hält? Und, die Homöopathie sei zwar öko-freundlich und nebenwirkungsfrei, doch wie groß sind die Chancen dieser Heilmethode, welche auf geistig-spirituellen Heilprinzipien beruht, bei diesem unbekannten neuartigen Virus?

Die Vorgehensweise der Homöopathie ist praktisch, bodenständig und daher auch äußerst erfolgversprechend. Eine geistig-spirituelle ganzheitliche Medizin hat einen besonderen Vorteil. Sie bekämpft nämlich Viren oder Bakterien nicht mit tödlichen Giftstoffen, sondern stellt das Gleichgewicht im Menschen auf einer friedlichen Basis wieder her.

Unser Organismus führt uns mithilfe der essenziellen Kraft des Lebens auch durch die schwersten Krisen heil hindurch. Die Macht der Homöopathie liegt in ihrer heilsamen Wirkung auf die gestörte Lebenskraft und befreit sie augenblicklich von der krankmachenden Störung. Die jetzt ungestört fließenden Selbstheilungskräfte stellen die Gesundheit wieder her. Der Organismus ist ein hoch entwickeltes System und findet immer einen Weg, um die lebenserhaltenden Funktionen zu regulieren. Doch dem Menschen ist die Zuversicht in dieses System abhanden gekommen. Deshalb sucht er bei allen Bedrohungen eine Sicherheit in der Außenwelt. Was helfen aber die herzerwärmenden Berichte von tausenden Homöopathen über die letzten zwei Jahrhunderte, wenn es an Vertrauen mangelt? Erst am eigenen Körper das

Heilsame erleben, erweckt in einem die ersten Hoffnungsschimmer. Je mehr der Mensch am eigenen Körper die heilsame Wirkung erlebt, um so mehr wächst sein Vertrauen. Jedoch um Vertrauen überhaupt aufzubauen, ist der Glaube an die Gesetzmäßigkeit Voraussetzung.

Der Glaube kann nur dann Berge versetzen, wenn diese Kraft benutzt wird, um unbeirrbar dabei zu bleiben, den Körper sich selbst heilen zu lassen, nachdem das homöopathische Mittel den Heilungsweg gebahnt hat.

Doch der Glaube soll ja nicht blind sein – dann grenzt er eher an Aberglaube –, sondern aus dem Verständnis der Gesetzmäßigkeiten entstehen. Sie kennen die umstrittene Geschichte von Galileo und dem Turm von Pisa? Ein ähnliches Experiment wurde übrigens von Simon Stevin und Jan Cornets de Groot in Delft, Holland, übrigens schon einige Jahre zuvor durchgeführt. Es bewies, daß unterschiedlich schwere Objekte die Erde gleichzeitig erreichen. Damit wurde Aristoteles Aussage, ein schweres Objekt falle schneller auf die Erde als ein leichtes, widerlegt.

Der Glaube an falsche Autoritäten ist das eigentliche Problem der Menschen. Wer hat niemals beobachtet, daß zwei unterschiedlich große Steine gleich schnell einen Berg hinunterrollen? Sie landen alle gleichzeitig unten. Hätte ein Kind vor 1590 gewagt, Aristoteles zu widersprechen, hätte es sicher eine Ohrfeige verpaßt bekommen.

Tagtäglich erleben hunderttausende Menschen auf der ganzen Welt die heilsame Wirkung der Homöopathie, trotzdem behauptet die große Autorität Schulmedizin, dies sei nicht möglich. Dabei ist doch bekannt: Wer heilt, hat Recht!

Um wirklich glauben zu können, muß der Mensch die Heilung am eigenen Leib erlebt haben. Nur dann können die Beobachtungen vieler Menschen über Jahrhunderte hinweg eine gewisse Sicherheit geben, daß sich ein gesunder Organismus vor Krankheiten zu schützen oder schnell wieder zu heilen vermag. Aber wenn die Angst vor vermeintlich neuen Super-Viren und -Bakterien oder der falsche Glaube einen vollständig davon abhält, diese heilsame Erfahrung machen zu können, hat der Mensch keine andere Wahl, als sich an der Illusion festzuklammern.

Die Angst ist so groß und die Fehlinformationen sind so gravierend, daß der Mensch den Ursprung dieser Bedrohung nicht erkennen kann: Ein Abwehrmechanismus kann nur dann durchbrochen werden, wenn das Immunsystem zu sehr von Giftstoffen angegriffen wird, die den Organismus schwächen.

Impfstoffe sind vollbeladen mit Giftstoffen als Adjuvanzien. Nur der blinde Glaube verleitet dazu, sie sich bedenkenlos injizieren zu lassen. Weitere den Körper belastende Stoffe sind Medikamente mit erheblichen Nebenwirkungen, und schließlich bringt das Schüren von Angst und Panik das Faß zum Überlaufen.

Im Grunde ist es kein Geheimnis, daß Medikamente und Impfungen das Immunsystem in jedem Fall schwächen, teilweise kaum wahrnehmbar, teilweise gravierend. Es wird nur nicht direkt ausgesprochen, obwohl der impfende Arzt per Gesetz dazu verpflichtet ist. Die Warnhinweise, wie sie auf den Zigaretten-Packungen stehen, „Rauchen ist tödlich", sollten auch auf der Verpackung von Medikamenten und Impfstoffen stehen: Vorsicht Gift. Kann tödlich ausgehen!

Jedes Jahr sterben mindestens 30.000 bis 50.000 Menschen allein in Deutschland infolge der direkten Auswirkung von Medikamenten. Wohlgemerkt durch die direkte Wirkung von verschreibungspflichtigen, vorschriftsmäßig geprüften Medikamenten. Diese Zahlen beruhen immer auf Schätzungen, die von Medizinern eher nach unten gedrückt werden. Die Deutsche Apotheker-Zeitung 1998/17 gab pro Jahr 8000 Tote an und 50.000 bis 100.000 schwer erkrankte Menschen durch Medikamente. Wogegen RP ONLINE für 2013 bis

58.000 Tote pro Jahr schätzte. Die WHO veröffentlichte 2019, daß weltweit mindestens 2,6 Millionen Menschen pro Jahr an den Folgen von Medikamenten sterben. Und trotzdem werden diese Medikamente nicht in Frage gestellt, sondern weiter verordnet und eingenommen.

Die Aufgabe dieses Buches ist es, die praktischen Behandlungsmöglichkeiten bei Lungenentzündung einfach darzustellen sowie einen Einblick in die homöopathische Betrachtungsweise von Gesundheit zu vermitteln. Das oberste Prinzip der Homöopathie lautet: vor allem sanft und unnachteilig handeln, sprich ohne Schaden!

Lungenentzündung homöopathisch und schulmedizinisch betrachtet

Typisch – atypisch!
Vor über hundert Jahren begann die Schulmedizin, Bakterien und Viren als die Verursacher von Krankheiten zu betrachten, vor allem bei akuten Krankheiten. Doch schon damals verwiesen wissenschaftliche Untersuchungen eindeutig auf eine neue ganzheitliche Sichtweise, und mittlerweile gibt es viele Erkenntnisse, die ein neues Weltbild verlangen, besonders in Hinsicht auf die vorherrschende Medizin. Im Laufe der Zeit ist durch die einseitige Betrachtungsweise der Schulmedizin die Definition von „atypisch" komplett verändert worden. Heute hat sich die Bedeutung der atypischen Erkrankung von der ursprünglichen völlig entfernt. Dadurch ist das tiefe Wissen der Pathologie in den Hintergrund getreten. Aus schulmedizinischer Sicht basiert heute die *atypische* Erkrankung auf einer *untypischen* Ursache. Daher werden jetzt alle Lungenentzündungen, welche nicht durch Bakterien – die schulmedizinische Sichtweise von typischer Ursache – verursacht werden, als atypisch eingestuft.

Noch vor etwa 50 Jahren wurde eine Krankheit auf Grund ihres Verlaufs, beziehungsweise ihrer Äußerung, als typisch oder atypisch bezeichnet. Die gesammelten Beobachtungen tausender von Krankheitsverläufen lieferten das Bild einer typischen Erkrankung. Kleine Abweichungen waren im Rahmen des Normalen. Nur wenn ein wichtiges Merkmal fehlte, wurde das als atypischer Verlauf klassifiziert. SARS und die neue Corona-Lungenentzündung haben einen ganz typischen Verlauf, und daher ist es irreführend, sie als atypisch zu bezeichnen.

Die akribische Beobachtung von Krankheitsäußerungen ist heutzutage im Medizinstudium immer mehr verlorengegangen. *Krankheiten werden nur noch auf der Basis von Erregern bestimmt und aus diesem Grund erübrigt sich das Wissen über eine fein differenzierte Pathologie.*

Die Ausübung der Homöopathie hingegen bedarf einer fein differenzierten Pathologie, besonders wenn sie einen hochgefürchteten Erreger besänftigen und friedlich umstimmen soll. Der berühmte Homöopath, James Tyler Kent, äußerte sich vor über 130 Jahren etwa folgendermaßen: *Das gesamte Wissen der Pathologie wird grundlegend anders verstanden, wenn wir die Wirkung des heilenden homöopathischen Mittels genau analysieren.*

Aber dies kann man auch anders ausdrücken: „Indem der Homöopath die genaue Symptomatik der Kranken wahrnimmt und dokumentiert, entsteht das wirkliche Verständnis der Pathologie.“

Die Pathologie ist die Lehre von Krankheiten: Durch welche Veränderungen der gesund verlaufenden physiologischen Funktionen können bestimmte Krankheiten überhaupt erst entstehen und auf welche Weise geschieht das? Wie kommt es dazu, daß eine Krankheit irgendwann anfängt, sich zu entwickeln und wieso kippt die Balance? Für die Behandlung aber ist es von höchster Wichtigkeit herauszufinden: Wie verläuft in dem Moment die Krankheit beim Betroffenen? Außer dem generellen Krankheitsverlauf sind eine Vielzahl von individuellen Symptomen und Zeichen zu berücksichtigen, welche die Grundlage bilden, um das homöopathische Mittel zu bestimmen.

Diese Prozesse beobachtet und beschreibt die homöopathische Wissenschaft äußerst genau und differenziert. Um dorthin zu gelangen, muß zuerst die grundsätzliche Pathologie einer Krankheit ausgearbeitet sein. Jede Krankheit ist erkennbar an ihrem Grundsätzlichen, dem Krankheitstypischen. Dazu kommen der klassische Verlauf sowie Varianten. Auf dieser Basis können den unterschiedlichen Verläufen die entsprechenden Heilmittel zugeordnet werden. Diese Mittel decken die Basispathologie der Krankheit ab. Das ist das Grundwissen, das der Homöopath benötigt.

Doch um das passende Mittel zu bestimmen, geht die Homöopathie noch einen Schritt weiter und wertet auch die feinsten Veränderungen am Befinden des Kranken aus. Diese feinen Merkmale entstehen durch die Art und Weise, wie die Lebenskraft krankhaft gestört ist. Die Veranlagung zu einer Krankheit löst sie aus, und die spezielle krankhafte Störung der Lebenskraft bestimmt die individuellen Symptome. Zum Beispiel, ob ein Kranker friert oder ihm warm ist, ob er zu- oder abgedeckt sein will, ob er blaß oder seine Haut verfärbt ist und so weiter.

Die neue Coronavirus-Seuche

Im Februar 2003 wurden die Menschen der Industrie-Nationen wieder einmal mit der Möglichkeit einer weltweiten Epidemie konfrontiert. Diesmal sollte es eine ganz neuartige Krankheit sein. Manche Menschen bekamen Fieber und fühlten sich unwohl. Husten und erschwertes Atmen kamen später hinzu und einige starben schließlich. So wurde es der Bevölkerung auf eine äußerst bedrohliche Weise weißgemacht. Im Grunde starb aber nur ein Prozent der Kranken, die vorher bei guter Gesundheit waren. Erst als mehr Menschen erkrankten, deren Immunsystem durch Medikamente oder Impfungen geschwächt war, stieg die Sterberate. So wurde sie künstlich aufgebauscht. Diese Krankheit wurde SARS genannt. Bei dem neuartigen Coronavirus – SARS-CoV-2 –, welche die Erkrankung COVID-19 auslöst, sind diese Zahlen ähnlich.

Zurück zu SARS: Mit der statistisch errechneten höheren Sterberate fing der Wettlauf mit der Zeit und der Suche nach Lösungsmöglichkeiten der Krise an, und die Dramatik in den Medien wurde aufgebaut: Blutproben landeten haufenweise im Labor. Experten auf dem Gebiet der Mikrobiologie und Virologie arbeiteten Tag und Nacht daran, die Ursache herauszufinden, und stellten viele Hypothesen auf, aber sie tappten noch im Dunkeln. Die Zeitungen hatten zwar schon viel eher begonnen, über die mögliche Gefahr im Fernen Osten zu berichten, aber keine wollte vorzeitig Alarm ausrufen.

Über die erste Meldung von SARS gibt es unterschiedliche Versionen. Der erste offizielle Fall soll am 26. Februar 2003 in Hanoi gemeldet worden sein. Die Nachricht wurde sofort in das „Global Outbreak Alert and Response Network“ aufgenommen, doch dauerte es noch zwei Wochen, bis sie sich verbreitete. Am 12. März 2003 machte die WHO den Ausbruch einer neuen Krankheit offiziell. Anfänglich wurde sie „atypische Pneumonie unbekannter Ätiologie" genannt. Es handelte sich also um keine normale Lungenentzündung. Sehr bald wurde die Krankheit in SARS umbenannt.

Als die Möglichkeit einer neuen, vielleicht hochansteckenden und gefährlichen Krankheit einstimmig akzeptiert worden war, suchten die Experten nach den verursachenden Mikroben. Für einige Zeit sah es so aus, als handelte es sich um ein neues Influenzavirus aus der Familie der Paramyxoviren, denn dies wurde bei manchen SARS-Patienten gefunden. Viren dieser Gattung verursachen u.a. Mumps und Masern. Manche Wissenschaftler dachten, es wirke in Verbindung mit einem anderen, jedoch noch unbekannten Virus. Doch bald wurde diese Idee wieder fallengelassen. Allerdings vermutete man weiterhin, daß das Paramyxovirus den Krankheitsverlauf verschlimmere.

Ein bisher unbekanntes Coronavirus stieg bald als Hauptkandidat auf. *Corona* kommt aus dem Lateinischen und bedeutet 'Kranz oder Krone'. Diese Viren haben die Form eines Kranzes oder eines Hofes um ein Licht. Viren werden meist nach ihrer Form benannt, einzelne entweder nach dem Ort, wo sie zuerst entdeckt wurden, oder nach der Krankheit, die sie auslösen. So erhielt zum Beispiel das Marburg-Virus seinen Namen nach dem ersten Ausbruch der Krankheit in den Behringwerken in Marburg 1967. Das SARS-Virus wurde demnach nach der Krankheit bezeichnet, SARS-CoV, und das bedeutet, zur Gattung der Coronaviren gehörend.

Ein Virus wird nicht zu den richtigen Lebewesen gezählt. Es wird als ein „Zwischending" bezeichnet, weil es sich vermehren kann, aber es hat keinen Stoffwechsel. Um sich vermehren zu können, braucht ein Virus einen Wirt. Dieser kann ein Bakterium, eine Pflanze, ein Tier oder ein Mensch sein. Es klont sich in den Zellen des infizierten Wirtes und produziert unzählige neue Geschwisterviren. Wenn die Zelle stirbt und platzt, werden sie alle freigesetzt und können andere Zellen befallen. Viren können aber auch ständig aus der Zelle herauströpfeln, bevor sie stirbt. Schafft es das Immunsystem, die Viren einzudämmen, kommt es zur Heilung der Krankheit. Warum ein Virus in einer gewissen Weise funktioniert, weiß man eigentlich nicht.

Das Wort *Virus* kommt aus dem Lateinischen und heißt 'giftig oder schleimig, schlammig' und ist seit 450 Jahren im Gebrauch. So hat man sich vorgestellt, daß Viren das Giftige als Krankheit im Körper verbreiten, lange bevor man sie mit Hilfe des Elektronenmikroskops überhaupt sehen konnte. Sie haben eine Größe von 20 bis 300 Nanometer. Ein Nanometer ist eine Milliardste von einem Meter. Eine Vorstellung kann man sich davon machen, wenn man bedenkt, daß auf einen Punkt bis zu 100 Millionen Viren passen können. Das SARS-Virus ist etwa 120 Nanometer groß.

Für die Schulmedizin ist es wichtig, herauszufinden, welches Tier ein bestimmtes Virus beherbergt. Ihrer Hypothese nach sind Tiere der Ursprung der pathogenen Viren. Daher wäre es die beste Lösung, das vermeintliche Tier auszurotten. Bei so einer vereinfachten Vorgehensweise ist das tiefe Wissen um die Krankheitslehre entbehrlich. Das Wirtstier heißt im Fachjargon „das Reservoir". Es ist für die Schulmediziner selbstverständlich nicht leicht, das tierische Reservoir zu finden, da dies eine reine Hypothese ist. Eigentlich kommt es nicht selten vor, daß es gar nicht ausfindig zu machen ist. Sowohl bei SARS als auch jetzt bei COVID-19 – der neuen Gattung des SARS-Corona-Virus – gibt es nur vage und aus der Luft gegriffene Vermutungen über das Reservoir. Lösen solche Vermutungen wie Fledermäuse nicht einen Hauch von Ekel und Abscheu aus und verstärken den Horror vor der Krankheit? Der technische Begriff COVID-19 wurde ausgesucht, um frei von Stigmen zu sein. Aber sind die Chinesen nicht stigmatisiert mit: „Wer ißt überhaupt Fledermäuse?"

Ein Virus lebt oft in seinem Wirt, ohne Schaden anzurichten. Es verändert sich ab und zu, mutiert also und kann dann auf eine andere Spezies überspringen. Ein Virus hat einen Kern aus entweder RNS oder DNS mit einer Eiweißhülle. Komplexere Viren haben einen Beutel um sich. Wenn sich die RNS- oder DNS-Moleküle aus irgendwelchen Gründen verändern, werden sie virulent. Das Wort virulent hat die gleiche Basis wie Virus – giftig. Merkwürdig, daß die meisten Viren gar nicht für den Wirt giftig sind. Trotzdem ist das Wort Virus hochbeladen mit der Assoziation giftig, tödlich. Der Mensch beherbergt sehr viele Viren, Pilze und Bakterien. Zum größten Teil sind sie noch unerforscht, doch wird es auch für die schulmedizinische Wissenschaft immer deutlicher, daß viele Mikroorganismen am Aufbau des Immunsystems beteiligt sind und somit unsere Gesundheit erhalten.

Die Coronaviren waren schon länger bekannt für ihre Beteiligung an akuten Krankheiten des oberen Atemtraktes. Einige rufen bei Tieren schwere Erkrankungen hervor. Deswegen gibt es auch eine Impfung gegen Coronaviren für Tiere. Jetzt sollte sich aber ein Virus soweit genetisch verändert haben, daß es die Lunge angreift, was zuvor noch nicht vorgekommen ist. Die Coronaviren sind genetisch sehr labil, sie können sich also leicht verändern. Zudem mutieren Bakterien und Viren besonders leicht, wenn Antibiotika zum Einsatz kommen. Wobei Viren nicht mit Antibiotika behandelt werden können. Im Grunde hat die Schulmedizin kaum Behandlungsmöglichkeiten bei viralen Infekten. Laut der Schulmedizin könnte COVID-19 bald wieder mutieren, was die Herstellung eines Impfstoffes fast unmöglich macht.

Inkubationszeit von SARS und COVID-19

Sowohl bei COVID-19 als auch bei SARS werden unterschiedliche Inkubationszeiten angegeben, 2 – 7 Tage. Es gibt auch Berichte von 2 – 10 Tagen, sogar bis 14 Tage Inkubationszeit ist angeblich beobachtet worden.

Symptome und Verlauf

SARS oder COVID-19 beginnen beide mit Fieber. In der Regel besteht das Gefühl, eine schlimme Grippe zu bekommen mit heftigem Schüttelfrost. Die Menschen fühlen sich recht krank mit Schmerzen am ganzen Körper. Das Fieber steigt schnell auf 38° C und höher. Plagende Kopfschmerzen kommen hinzu. Mit dem Anstieg des Fiebers vergeht der Appetit, und der Mensch fühlt sich zunehmend elender. Nach ein paar Tagen gesellt sich ein trockener Husten dazu, der immer schlimmer wird und die Atmung erschwert. In manchen Fällen kommt es auch zu Durchfall, der weiter schwächt. Ab dem siebten Tag wird die Atemnot extrem, und sollte das Immunsystem des Kranken den Kampf nicht gewinnen, kommt es um den zehnten Tag zum Tod. Manchmal bricht auch ein Hautausschlag aus. Wie bei allen Krankheiten variieren die Symptome. Diese Beschreibung stammt unter anderen von der WHO und entspricht dem normalen Verlauf einer Lungenentzündung.

Die Angst vor dem neuartigen Coronavirus ist bei der Schulmedizin und den dieser Medizin Vertrauenden verständlich, da die Schulmedizin für Viruserkrankungen nur Virostatika hat, die mit heftigen Nebenwirkungen verbunden sein können und die Krankheit nicht wesentlich beeinflussen können.

Wogegen die Homöopathie, die nicht auf den Erreger fixiert ist, sondern auf das Beschwerdebild, auch für schwere Lungenentzündungen eine heilsame Antwort hat.

Die Übertragbarkeit von SARS/COVID-19

Die Beobachtung hat gezeigt, daß die Ansteckung bei SARS und COVID-19 durch eine Tröpfchenübertragung erfolgt. Enger Kontakt mit einem Erkrankten ist notwendig, um angesteckt zu werden. Daher kamen die meisten Ansteckungen bisher beim Pflegepersonal im Krankenhaus und bei Familienmitgliedern vor. Es ist nicht festzustellen, wie ansteckend die Krankheit wirklich ist. Anfänglich, als man bei SARS an eine Grippe dachte, war die Angst vor einer raschen Verbreitung der Krankheit groß. Obwohl es nicht dazu kam, wurde die Gefahr einer globalen Epidemie, also einer Pandemie, wegen der Beharrlichkeit nicht ausgeschlossen. Aber bei SARS kam es damals zu keiner Pandemie.

Auch bei hoher Ansteckungsgefahr hat sich die Homöopathie als eine sehr zuverlässige Medizin bewährt, sowohl bei der Behandlung als auch beim Schutz. Außer den Maßnahmen und der Diät in diesem Ratgeber ist der Teil über den Aufbau des Immunsystems eine wichtige Hilfe, um sich allgemein vor dieser Krankheit zu schützen.

Es existieren auch andere Meinungen zu den möglichen Infektionswegen. Laut dem CDC (Center for Disease Control in den USA) „ist es möglich, daß sich SARS über die Luftwege mehr verbreitet als vermutet oder sogar durch Berührung eines kontaminierten Gegenstandes übertragen werden kann." Das Muster der Verbreitung in Hongkong war ganz anders als bei den anderen SARS-Ausbrüchen. Dort breitete sich die Krankheit auch außerhalb der Krankenhäuser aus, auf die sie bis dahin beschränkt war.

Das CDC und die WHO arbeiteten deswegen sehr bemüht, um das Pflegepersonal umgehend zu informieren und aufzuklären. Es wurde eine sehr große Liste an Instruktionen für Patienten und Krankenhauspersonal zusammengestellt.

Grundsätzlich verhält sich die Ansteckungsfähigkeit von COVID-19 und SARS ähnlich.

Die Vorschriften laut CDC und WHO

Manche Vorschläge sprengen die praktischen Möglichkeiten und legen das ganze öffentliche Leben lahm, wie es schon im Januar in China passiert ist und jetzt auf der ganzen Welt. Zum Beispiel wurde vorgeschlagen, alle Flugpassagiere aus den betroffenen Ländern zu überprüfen. Das Problem liegt darin, daß eine eindeutige Diagnostik für SARS/ COVID-19 sehr zeitaufwendig ist. Normalerweise dauert es zehn Tage. In Deutschland soll zwar ein Schnelltest entwickelt worden sein, der innerhalb von zwei Stunden ein Ergebnis liefert, aber die Experten wissen, daß derartige Tests sehr unzuverlässig sein können. Während der Krankheit kann man kaum wissen, ob jemand SARS/COVID-19 hat, da die Symptomatik der Grippe ähnelt und die fundierte Diagnostik zehn Tage in Anspruch nimmt. Daher sollte die Anzahl der proklamierten Erkrankungsfälle sehr kritisch betrachtet werden.

Werden aber die homöopathischen Schutzmaßnahmen und Behandlungen eingesetzt, kann auch eine schwere Krankheit schnell und sicher entmachtet werden. Dadurch beginnt das Virus schon an seinem Ursprungsort bei seiner Übertragung an Virulenz und Kraft zu verlieren. Dies haben Homöopathen immer bei Familien und deren Umgebung beobachtet, wo sie überwiegend tätig sein konnten. Bei gewissenhafter Befolgung der Ratschläge erkrankt selten ein Familienmitglied und wenn doch, dann meist nur mild.

Im Folgenden finden Sie die schulmedizinischen Empfehlungen, welche zum Teil selbstverständlich sind und dann wieder übertrieben, wie: Einen Meter Abstand zum anderen halten, geschweige denn jemanden umarmen und bloß keinen Kuß geben.

Dem Mittelweg zu folgen und den gesunden Menschenverstand einzusetzen, ist das, was angebracht ist.

Im Falle von SARS wurde empfohlen auf Verdacht zu handeln, und dies hat sich bei COVID-19 nicht geändert:

- Bei Husten Vorsichtsmaßnahmen ergreifen. Es gehört zwar zur Höflichkeit, beim Husten den Mund mit einem Taschentuch abzudecken, aber jetzt sollte man mehr achtgeben und beim Fehlen eines Taschentuchs in die Armbeuge husten oder niesen.
- Die Familienmitglieder oder Besucher sollten sich möglichst schützen, wenn der Verdächtige hustet.
- So bald wie möglich einen Arzt aufsuchen.

Sollte man schon mit COVID-19 diagnostiziert sein:

- Zehn Tage nach Abklingen des Fiebers so wenig wie möglich in die Öffentlichkeit gehen. Sollte man noch Atmungsprobleme haben, verlängert sich dieser Zeitraum entsprechend, es sei denn die Atmung verbessert sich rasch.
- Sich öfters die Hände gründlich waschen, besonders bei Kontakt mit körpereigenen Ausscheidungen.
- Beim geringsten Husten stets Mund und Nase mit einem Taschentuch abdecken.
- Wenn möglich, einen chirurgischen Mundschutz tragen, sollten andere Menschen in der Nähe sein. Man kann auch anderen vorschlagen eine Maske zu tragen.
- Kein Besteck, Handtücher, Bettücher usw. mit anderen teilen. Vorher sorgfältig alles mit Seife und heißem Wasser waschen.
- Glatte Oberflächen (in der Küche, Eßtisch, Türgriffe, Badezimmerinstallation usw.), welche kontaminiert sein könnten (Schweiß, Speichel, Schleim, sogar Erbrochenes und Urin) mit einem Desinfektionsmittel den Anweisungen des Herstellers folgend behandeln. Einweg-Handschuhe sollten benutzt und hinterher beseitigt werden. Bitte nicht wieder benutzen!
- Den Anweisungen des Arztes folgen.
- Die obigen Anweisungen zehn Tage lang nach Abklingen des Fiebers und der Atemsymptome befolgen.

Sollten Sie einen COVID-19-Erkrankten zu Hause pflegen:

- Stellen Sie sicher, daß der Kranke einen Arzt aufgesucht hat und die Anweisungen befolgt.
- Stellen Sie sicher, daß alle Familienmitglieder ihre Hände immer gründlich mit Seife und heißem Wasser oder alkoholbasierter Waschlösung waschen.
- Einweg-Handschuhe benutzen, wenn Sie direkten Kontakt mit dem Kranken haben. Jedoch sind sie kein Ersatz für eine gute Händehygiene.
- Den COVID-19-Kranken auffordern, immer Mund und Nase mit einem Tuch beim Husten und Niesen abzudecken. Möglichst eine chirurgische Maske/Mundschutz tragen, wenn andere Personen in der Nähe sind. Dies gilt auch für alle Kontaktpersonen.
- Kein Besteck, Handtücher, Bettücher usw. vom COVID-19 -Kranken benutzen, bevor sie sorgfältig mit Seife und heißem Wasser gewaschen worden sind.
- Glatte Oberflächen (in der Küche, Eßtisch, Türknöpfe, Bade zimmerinstallation usw.), welche kontaminiert sein könnten (Schweiß, Speichel, Schleim, sogar das Erbrochene und Urin) mit einem Desinfektionsmittel den Anweisungen des Herstellers folgend behandeln. Wegwerfhandschuhe sollten benutzt und hinterher beseitigt werden. Bitte nicht wieder benutzen!
- Den obigen Anweisungen zehn Tage lang nach Abklingen des Fiebers und der Atemsymptome folgen.
- Sollten Sie selber Fieber oder Atemwegsbeschwerden bekommen, sollten Sie umgehend Ihren Arzt aufsuchen, und ihm mitteilen, daß Sie engen Kontakt mit einem COVID-19 -Patienten hatten.

Ein Arzt könnte gar nicht behandeln, sollte er alles befolgen. Es ist wohlbekannt, daß mit Fürsorge und Liebe behandelnde Ärzte und Pflegepersonal nicht krank werden.

Die Sterblichkeitsrate bei COVID-19

Die Sterblichkeitsrate bei COVID-19 ist nicht anders als bei SARS. Auch bei COVID-19 spielt das Alter eine entscheidende Rolle hinsichtlich der Überlebenschancen. Je älter der Mensch, desto geringer die Überlebenschance, vor allem wenn er zuvor an chronischen Grunderkrankungen litt.

Laut dem Robert-Koch-Institut liegt der Anteil der Todesfälle an den labordiagnostisch bestätigten Erkrankungen bei weniger als 2 Prozent. Wahrscheinlich ist dieser Anteil noch weitaus geringer, weil sich die Daten auf hospitalisierte Patienten beziehen (Stand 10.2.2020).

Behandlung

Die Wirkung der Virostatika, antiviralen Chemotherapeutika, ist ohne gleichzeitige Schädigung der Körperzellen kaum möglich und einige rufen schwerwiegende Nebenwirkungen hervor. Bei manchen Viren kann daher die Aktivität nur minimal verringert werden. Wie bei SARS gibt es auch bei COVID-19 keine spezifische, kurative Behandlung. In Deutschland wurde damals ein Enzym getestet, das das Virus eindämmen sollte, aber es kam zu keinem wesentlichen Ergebnis.

Wie zu erwarten war, ging auch die Zahl der Erkrankungen zurück, als 2003 Winter und Frühling in den Sommer wechselten, reduzierte sich auch die Zahl der Erkrankungen, bis die SARS-Epidemie endgültig vorbei war. Aber wenn ein Virus schon einmal auf den Menschen übergegangen ist, dann neigt es dazu, dies immer wieder zu tun. Es sei denn, der Mensch hört damit auf, seine Gesundheit zu unterminieren. Hie und da werden trotzdem immer ein paar Fälle vorkommen, Mikroausbrüche genannt. Auch größere sind möglich, weil heilsame Veränderungen einiges an Zeit brauchen. Diese Gefahr kann vermutlich nur dann real werden, wenn der Mensch seinen Körper immer mehr durch Impfungen, giftige Medikamente, schwere Umweltbelastungen, schlechte Ernährung schwächt. Auch Hungersnot spielt eine wichtige Rolle dabei. Es ist nicht nur selbstverständlich, sondern auch eine einfache Beobachtung, daß ein derart geschwächter Organismus viel anfälliger für Ansteckung ist und die Mortalität (Sterblichkeitsrate) einer Krankheit hierdurch mehrfach erhöht wird.

Man lebt in Angst davor, daß so eine schlimme infektiöse Krankheit nicht mehr zu stoppen ist. Nach einem Ausbruch atmet jeder wieder tief durch und vergißt alles, was gewesen ist. Die Lösung jedoch wäre die Rückkehr des gesunden Menschenverstandes.

Manche Gedanken über Seuchen und Viren

Es ist die Aufgabe eines Homöopathen, den Menschen die Angst vor Krankheiten zu nehmen. Da aber Unwissenheit der Keimboden der Angst ist, braucht der Homöopath vor allem ein tiefgründiges Verständnis von Krankheiten. Der Homöopath kann einem Menschen nur dann helfen, seine Angst in den Griff zu bekommen, wenn er als erstes sich selbst davon befreit. Leider herrscht gerade bei Lungenentzündung eine gewisse Angst, weil das spezifische homöopathische Wissen über die Behandlung mehr oder weniger in Vergessenheit geraten zu sein scheint.

Meinen ersten Fall von Lungenentzündung habe ich mit 19 Jahren in Indien behandelt, wo die medizinische Versorgung der armen Dorfbevölkerung vor 50 Jahren hauptsächlich durch die Homöopathie gewährleistet werden konnte. Dadurch boten sich mir viele Gelegenheiten, Menschen mit schweren akuten und chronischen Krankheiten ausschließlich homöopathisch zu behandeln. Das notwendige Vertrauen verdankte ich dem Wirken meines Vaters, der homöopathischer Arzt war. Das intensive Studium der Homöopathie und meine guten Erfahrungen in den zwei Jahren, in denen ich auf den Dörfern behandelte, stärkten es immer mehr. Tagtäglich erlebte ich die segensreiche Wirkung der Homöopathie (siehe auch SURYA-Zeitschrift Nr. 37, Mein Werdegang zum Homöopathen). Seitdem habe ich viele Arten von Lungenentzündungen bei Menschen aus allen sozialen Schichten behandelt. Es ist mir eine große Freude, mein Wissen in diesem Buch weiterzugeben, damit auch Sie, liebe Leserin und lieber Leser, noch mehr Vertrauen in die Homöopathie und in Ihre Selbstheilungskräfte entwickeln können. Zur Zeit herrscht in der Gesellschaft darüber noch viel Unwissenheit. Zudem dienen die auf der schulmedizinischen Basis entstandenen Gesetze leider oftmals wenig dazu, einen wahrhaft heilsamen Weg zu gehen. Doch stetig steigt die Zahl heilungssuchender

Menschen, die von einem Arzt zum anderen gelaufen sind und letztendlich erkennen mußten, daß die Schulmedizin kaum etwas wirklich Heilsames für ihr Leiden kennt. Dennoch stützt sich die Gesetzeslage in Deutschland immer noch auf eine Medizin, welche auf einzigartige Weise alle anderen erfolgreichen natürlichen Heilmethoden auf dieser Welt mehr oder weniger ignoriert, und sich dadurch als die einzig legitime Methode darstellt.

Folgendes Szenario, welches laufend in der westlichen Medizin propagiert wurde, ist inzwischen eingetreten und macht die Menschen fast wahnsinnig vor Angst. Über dieses Thema schrieb ich vor vielen Jahren folgenden Artikel:

Ein teuflisches Virus hat die Grenzen seines natürlichen Standortes durchbrochen und sich einen Weg über den ganzen Erdball gebahnt. In China hat sich so ein Virus entwickelt und sein Lieblingsopfer, den Menschen, überfallen.

Da der Mensch außer Kontrolle geraten ist und die Balance in der Natur gefährdet, hat die Natur jetzt eingegriffen, um durch das Virus das Gleichgewicht wieder herzustellen.

Sollte sogar ein einzelnes Virus durch Mutation die gefährlichsten Eigenschaften von drei verschiedenen Viren in sich vereinen, wäre es nur eine Frage von Wochen, bevor es um die ganze Erde reisen und die menschliche Gattung an den Rand der Existenz bringen würde. Gefährliche Eigenschaften liegen beispielsweise in der schnellen Übertragbarkeit von Grippeviren, der hochansteckenden Wirkung des Pestvirus und drittens der hohen Letalität des Ebolavirus. Mit der katastrophalen Vereinigung von Grippe-, Pest- und Ebolaviren würden 90% der Menschheit sogleich ausgelöscht. Das Überleben der restlichen 10% hinge davon ab, wie schnell ein Virostatikum sowie der Impfstoff entwickelt wird.

Im Grunde glaubt zwar kaum ein Mensch, daß ein einziges Virus die gesamte Menschheit auslöschen könnte. Trotzdem ist diese Angst real bei Wissenschaftlern, die sich mit Viren beschäftigen, denn allein das Ebola-Zaire-Virus hat eine 90prozentige Sterberate. Sollte es aus dem Gebiet des Ebola Flußes ausbrechen, hätten wir ein apokalyptisches Szenario. Aber warum bleibt das Virus eingegrenzt, wenn es doch das Potential der Verbreitung hat? Im Moment haben die Virologen noch keine Antwort darauf und forschen weiter im Schatten dieser Angst.

Wie bereitet die westliche Wissenschaft die Menschen auf diese scheinbar reale Gefahr vor? In Anbetracht dessen, daß sich der Mensch immer mehr von der Natur entfernt, kippt das Gleichgewicht zusehends mehr. Trotzdem erhofft sich diese Wissenschaft gleichzeitig eine Weiterentwicklung, immer mächtiger und intelligenter zu werden, um die Welt noch effizienter manipulieren zu können. Die Virologen erarbeiten sich mehr Wissen über Viren, aber es mangelt noch an Forschungen über die RNS, DNS und Enzyme der Viren. Durch das gestörte Gleichgewicht auf der Erde wächst die Gefahr einer viralen Epidemie. Es entsteht ein Wettkampf, um Gegenmaßnahmen wie Impfungen zu entwickeln. Die Wissenschaft erweckt den Eindruck, den mutierenden Viren einen Schritt voraus zu sein. Aber die Wahrheit ist ganz anders: Tatsächlich ist sehr wenig über Viren bekannt. Das Ebola-Virus hat zum Beispiel sieben RNS-Ketten, von denen nur drei etwas erforscht sind. Jedes Gebiet der Forschung eröffnet neue, unbekannte Wege. Die scheinbar gradlinige Methode Wissen zu sammeln, um Kontrolle über die Viren zu erlangen, ist eine äußerst komplexe Arbeit, die mehr Zeit und Ressourcen erfordert als möglich ist, und führt nur weiter in eine Sackgasse.

Diese Wissenschaft sieht als einzigen Ausweg aus dem apokalyptischen Szenario, mit höchster Anstrengung komplexe Impfstoffe zu entwickeln, die aber bekanntermaßen große Gefahren in sich bergen. Überdies bieten sie nur rein theoretisch einen Schutz. Studien können ihre Wirksamkeit nicht zufriedenstellend beweisen. Manche Impfstoffe sind jetzt sogar mehr als 30 Jahre ohne jegliche Überprüfung auf dem Markt, wie es bei allen anderen Medikamenten vorgeschrieben ist. Laut Aussage der Virologen benötigt es mindestens fünf Jahre intensives Experimentieren und Forschen, um eine brauchbare Impfung gegen ein einziges Virus zu entwickeln. Dazu stellt es ein großes Risiko dar, in einer echten Epidemie zu impfen, da dies den Ausbruch weiterer Krankheitsfälle beschleunigen kann, wie es oft bei den Pockenepidemien festgestellt wurde.

Wohingegen die Homöopathie schon vor 200 Jahren die Antwort gefunden hat, wie die Menschen selbst in einer Epidemie hochwirksam vor Ansteckung geschützt werden können. Dazu müssen wir uns allerdings von dem Glauben befreien, die Natur sei unser Feind und wolle den Menschen ausrotten. Homöopathen arbeiten nicht auf der Basis der Angst, sondern aus einer Selbstsicherheit heraus, welche durch ein tiefes Verständnis der Naturgesetze gewachsen ist. Homöopathische Mittel ermöglichen uns, besser mit äußeren Einflüssen umzugehen und reduzieren dabei auf natürliche Weise die Gefahr von neuen Seuchen, Epidemien und Krankheiten. Dieser homöopathische Schutz ist sanft und ohne Nebenwirkungen.

Aber der Mensch meint immer noch, ohne Rücksicht auf Verluste auf diesem Planeten leben zu können. Sollte es hier irgendwann unwirtlich werden, so spekuliert er bis dahin, mit der Technologie andere Planeten entdeckt zu haben und übergesiedelt zu sein – statt zu reflektieren, wie er die Natur durch sein Handeln aus der natürlichen Ordnung gebracht hat. Die Natur gleicht ein Ungleichgewicht immer aus, aber nicht nach der Vorstellung des Menschen, sondern in einem sich ständig anpassenden Fluß von Veränderung. Ein ausgeglichener Garten wird nicht von Krankheit und Ungeziefer befallen. Wenn es in einem aus dem Gleichgewicht geratenem Garten zu Ungezieferbefall kommt, so führt die Vernichtung des Ungeziefers zu weiterer Krankheit und Mutation. So ein Vorgehen steht im Widerspruch zu den Naturgesetzen. Krankheiten mit giftigen, gegen das Leben gerichteten, Medikamenten bezwingen zu wollen, steht ebenfalls im Widerspruch zu den Naturgesetzen. Der Kreislauf von Töten und Manipulation entwickelt eine sich selbst erhaltende Logik. In diesem Weltbild hat das Leben keinen anderen Inhalt, als sich von einem Konflikt (Ungleichgewicht) zum nächsten zu bewegen. Die tiefe Angst, selber vernichtet zu werden, wird zur treibenden Kraft, weil der Mensch die Unausgeglichenheit in sich aufrecht hält. Und so glaubt er, daß die Balance auf der Erde nur durch Vernichtung wieder hergestellt werden kann. Aus diesem Irrsinn führt die Erkenntnis, daß Gesundheit und ein gutes Leben durch das Respektieren der Gesetzmäßigkeiten entstehen; daß das Ausleben seiner gegen die Natur gerichteten Wünsche zu keinem Heil führt; daß der Glaube in dem verursachten Ungleichgewicht heil leben zu können, eine Fiktion ist, und das ist die wirkliche Illusion.

Das Gesetz der Balance steht an oberster Stelle. Nach der homöopathischen Lebensphilosophie beruht eine der grundlegenden Ursachen von Krankheiten auf der Kreation von Ungleichgewicht und darauf zu beharren. Erleben wir nicht täglich, wie „der Fluch, den wir auf die Natur gerichtet haben, zurückkommt und uns verfolgt?“ Wer heutzutage nicht mit Giften und Abfällen in seiner unmittelbaren Umgebung konfrontiert ist, kann sich glücklich schätzen.

Gehen wir einen Schritt weiter und schauen, mit wieviel Respekt wir unseren Körper behandeln. Wieviel Gift geht hinein und wie viel Ungleichgewicht entsteht? Der Körper ist ein wunderbares Instrument, über welches wir kaum etwas wissen. Er gleicht stets aus, manchmal über unvorstellbare Zeiten, bis er irgendwann dem Gift erliegt.

Akute Krankheiten dienen dem Zweck, Gifte aus Körper, Geist und Seele herauszubefördern und das Gleichgewicht wieder herzustellen wie ein Sturm, der eine reine Atmosphäre hinterläßt. Heilen beruht auf dem praktischen Wissen, wie das Gleichgewicht bei akuten Erkrankungen in der sichersten, sanftesten, schnellsten und grundlegend soliden Weise wieder herzustellen ist. Nach dieser Theorie kann ein Virus oder eine Mikrobe nur dann virulent agieren, wenn ein Ungleichgewicht existiert.

Fazit: Sobald die Balance wieder hergestellt ist, wird auch die Krankheit im gleichen Maße weichen.

Die Homöopathie folgt einem Naturgesetz, welches wieder Ordnung und Balance herstellt. Dieses Gesetz verlangt von uns, lasse *Ähnliches durch Ähnliches heilen – auf Latein mit ‚e' Similia similibus* ***curentur.***

Das Heilgesetz besagt: *Ähnliches wird mit Ähnlichem geheilt*, das heißt, eine Substanz, die ein gewisses Ungleichgewicht im gesunden Körper erzeugt, wird in ihrer heilsamen Zubereitung ein ähnliches Ungleichgewicht bei einem Kranken heilen – *auf Latein mit ‚a' Similia similibus* ***curantur.***

Hinweise zur Behandlung von Lungenentzündung, bakteriell und viral

Die Behandlung von atypischer und typischer Lungenentzündung, wie sie in diesem Buch beschrieben ist, basiert auf der allgemeinen Anwendung des homöopathischen Prinzips. Die Homöopathie wirkt nicht vernichtend auf Viren oder andere Mikroben, sondern sie aktiviert das Heilsame in der Lebenskraft, um den krankhaften Verlauf umgehend zu stoppen, so daß der Organismus die bisherigen krankhaften Veränderungen gleich wieder in Ordnung bringen kann. Durch die Beseitigung des krankmachenden Milieus findet das Virus oder die Mikrobe keinen Platz mehr im Organismus. Die Gedanken der ursächlichen Heilung verlangen Vertrauen in die Selbstheilungskräfte des Körpers.

In diesem Ratgeber werden die wichtigsten homöopathischen Mittel zur Behandlung von Pneumonie vorgestellt. Die Behandlung hängt nicht vom Erreger ab, sondern vom Zustand des Patienten, daher kann SARS, MERS oder eine andere Art des Coronavirus genauso behandelt werden wie jede Lungenentzündung, unabhängig davon, welcher auslösende Faktor tätig war, ob andere Viren, Bakterien, Rickettsien oder Pilze. Es können jedoch, je nach auslösendem Faktor, entsprechend andere Maßnahmen notwendig sein, etwa wenn Giftstoffe im Spiel sind. Aber das Heilmittel wird immer auf der Basis des Similia-Prinzips gewählt. Und dafür muß der momentane Verlauf bei einem Erkrankten genau eruiert werden.

Der Verlauf einer akuten Erkrankung, in diesem Fall der Lungenentzündung, ist abhängig von dem Gesundheitszustand des Menschen vor der Erkrankung. In dem Moment ist es nicht die Aufgabe des Homöopathen zu beurteilen, wie gesund der Erkrankte gelebt hat, sondern genau den Verlauf zu beobachten, bis die spezielle, individuelle Richtung der Krankheit beim Erkrankten sichtbar wird.

Bewußt sein über alles, was für ein gesundes Leben notwendig ist, und wahrnehmen, was alles auf der Welt noch dafür zu tun ist, ist die Aufgabe des Heilers, damit er für die Eventualitäten vorbereitet ist. Die Realität vor Augen zu haben und das Notwendige zu tun, bedeutet nicht, in Angst zu leben, sondern es handelt sich hierbei schlichtweg um Pragmatismus.

Und die Homöopathie ermöglicht in dieser Hinsicht viel mehr, als der Uneingeweihte sich vorstellen kann.

Voraussetzung für die Anwendung dieses Buches sind die Grundkenntnisse über die Homöopathie. Eine Auswahl von Büchern finden Sie im Anhang.

Der Schutz vor Lungenentzündung mit Homöopathie und Chakrablüten Essenzen

In der Homöopathie gibt es viele Möglichkeiten den Körper aufzubauen, wodurch die Gesundheit verbessert und das Immunsystem gestärkt wird. Eine grundlegende homöopathische Behandlung nimmt sich auch der Miasmen an. Die Miasmen sind die zugrundeliegenden geistig-spirituellen Ursachen aller Krankheiten. Es ist oft ein längerer Prozeß, die tiefsitzenden, Krankheit verursachenden Strukturen umzuwandeln. Selbst wenn ein Mensch gesund erscheint, befinden sich die Miasmen in einer latenten Phase. Sie können unerwartet wieder hervorbrechen und sich ungünstig auf den Schutz auswirken. Wenn ein Miasma aktiv ist, kann nicht mehr präventiv vorgegangen werden, sondern zuerst muß der akute Zustand behandelt werden.

Neben der Miasmenbehandlung gibt es auch noch eine weitere Methode, um tiefsitzende Gesundheitsprobleme zu behandeln: Die homöopathische Aufbautherapie, von J. C. Burnett als Organmittel-Therapie aufgestellt, wird in unserem Buch „Biowaffen und Homöopathie“ ausführlich vorgestellt. Hier wird nur auf die Aufbaumittel von Leber und Darm eingegangen, weil diese beiden Organe bei COVID -19 betroffen sind. Genauso wie die Miasmentherapie benötigt die Organtherapie Zeit und Geduld. Allerdings kann sie im Gegensatz zu einer miasmatischen Behandlung auch bei einer akuten Erkrankung weitergeführt werden. Und das ist ein großer Vorteil.

Die Aufbautherapie ist besonders geeignet, um vor komplizierten und gefährlichen Krankheiten zu schützen. Indem sie die geschwächten oder sehr belasteten Organe entweder von den Toxinen befreit oder sie wieder regeneriert, wird das Immunsystem gründlich gestärkt. Gut funktionierende Organe liefern dem Körper hochwertige Säfte, welche den Körper gesund halten und ihn optimal entgiften. Hauptsächlich das humorale Immunsystem ist der schützende Teil in unserem Organismus.

Ferner kann man auch gezielt vor spezifischen Krankheiten mit Nosoden schützen, die direkt aus dem Krankheitserreger oder -produkt hergestellt werden.

Eine gute Hygiene sollte ohnehin ein Teil des Lebens sein. Doch im Falle von Krankheiten gilt es, sie in besonderem Maße zu beachten. Auch wenn man sich homöopathisch gestärkt und zusätzlich spezifisch geschützt hat, muß die Hygiene beachtet werden. Sicher ist es richtig, sie im praktischen Rahmen zu lassen und sie nicht aus Angst übertrieben und unpraktikabel zu machen. Auch hier gibt es die Grenze zwischen Bequemlichkeit und dem notwendigen Handeln. Selbstverständlich muß sie um so sorgfältiger beachtet werden, je gefährlicher und ansteckender eine Krankheit ist.

Zum Beispiel nachdem der Kranke eingehend betreut worden ist, ist es sinnvoll, die Hände gründlich zu waschen oder sich auch nach Bedarf zu duschen, aber nicht nach jedem Kontakt mit dem Kranken.

Der Einsatz der Chakrablüten Essenzen

Das Besondere an diesen Essenzen ist die hohe Schwingung, welche sie in den Chakren zu etablieren vermögen. Damit können die Chakren wieder ihre heilsame Tätigkeit im Organismus aufnehmen. Entdeckt hat sie meine Frau Carola Lage-Roy 1997. Genauso wie die homöopathische Mittel sind sie geprüft und können mit sicherer Präzision eingesetzt werden. Wenn die Energiezentren des Organismus wieder an die kosmische Ordnung angeschlossen sind, ist der Körper wieder in der Lage, sich selbst zu schützen und zu heilen. Folgende Essenzen haben sich zum Schutz und zur Behandlung von Infekten der oberen Luftwege bewährt.

Die **Herzchakra Essenz** (Moorsteinbrech) stärkt das Herz und die Lungen, gibt Mut und Zuversicht. Wenn die Herzenskraft durch Angst und negative Beeinflussung geschmälert wird, können sich auf der Grundlage von „Verwundung oder Verletzlichkeit“ des Herzchakras auch leichter Erkrankungen des Herzens und der Lunge ausbreiten.

Auch angezeigt, wenn der Streß so groß wird, daß allein dadurch eine Erkältung ausbrechen könnte. Als Spray eingesetzt kann er die Atmosphäre herzlicher stimmen.

Die **Leberchakra Essenz** (rotviolette Distel) wirkt harmonisierend und entgiftend auf die Leber. Wichtig, wenn Ärger ins Spiel kommt, Ärger über sich selbst oder die äußeren Umstände. Sollte der Organismus durch Medikamente sehr belastet sein, muß die Leber erst einmal entgiftet werden. Dann können die natürlichen Heilmittel besser wirken. Der Spray vermag eventuellen Ärger der Pflegekräfte wieder runterzuschrauben.

Die **Kelch des Lebens Essenz** (Ackerhornkraut) wirkt allgemein stärkend auf das Immunsystem und kann allein oder in Kombination mit den beiden genannten Essenzen vorbeugend gegen Erkältungskrankheiten eingesetzt werden. Bei durch übermäßigen Streß ausgelösten Bronchitiden oder Lungenentzündungen hat sie ebenfalls gute Dienste geleistet. Der Kelch sorgt für ein streßfreies Arbeiten und Zusammenleben.

Die **Kronjuwelen Essenz oder der Spray** (Weißdorn) wirkt wie ein Schutzschirm auf Menschen, denen die Kraft fehlt, negativen Berichten und angstauslösenden Katastrophenmeldungen aus ihrem Herzen zu verbannen. Sie wirkt über das Kronenchakra und stellt die Verbindung zu den Juwelen des Himmels wieder her. Dadurch kann den Menschen das Weltliche nicht mehr so erschüttern.

Die **Hundszahnlilie Essenz oder der Spray** (Hundszahnlilie) für Menschen deren Energiekörper durch die 5G Mikrowellenstrahlung empfindlich gestört ist, so daß Herz und Lungen anfällig für Krankheiten werden. Diese Essenz kann Menschen helfen, ihre Schwingung zu erhöhen, wodurch die Frequenz von 5G nicht mehr schädlich wirken kann. Der Spray wirkt sich als Schutz vor 5G in den Wohnräumen aus, indem er allgemein die Schwingung erhöht.

Dosierung: Zum Schutz 2x täglich 1-2 Tropfen.
Zur Behandlung 3-4 x täglich 2-3 Tropfen unverdünnt einnehmen.

Die Aufbaumittel und wann sie zum Einsatz kommen

Der menschliche Organismus ist ein sehr komplexes System, welches nur ansatzweise verstanden wird. Indem die Biologie rein auf der materiellen Ebene entstanden ist, erfüllt sie nur begrenzt die Grundsätze der Wissenschaft. Jede Wissenschaft muß mindestens eine Gesetzmäßigkeit als Basis haben, und das gilt auch für die medizinischen Disziplinen. Die Methoden anderer Wissenschaften zu benutzen, um eine Therapie auszuarbeiten, macht diese Therapie noch nicht wissenschaftlich, wenn dieser Disziplin kein Heilprinzip zugrunde liegt. Die logischen Schlußfolgerungen, Verfahren und Ergebnisse einer medizinischen Disziplin können nur auf der Basis von Gesetzmäßigkeiten überprüft werden.

Die Homöopathie darf sich mit Fug und Recht als Wissenschaft bezeichnen, weil ihre Therapie auf einem grundlegendem Heilprinzip basiert: dem *Ähnlichkeitsprinzip.* Über 200 Jahre hat es sich stets bewährt, wenn es in seiner Ganzheit erfüllt wird. Eine Grundgesetzmäßigkeit ist ein Prinzip mit einer sehr großen Tragweite, so umfangreich wie das Leben selbst. Daher sind die Möglichkeiten des Heilprinzips, *Similia similibus curantur – Ähnliches wird mit Ähnlichem geheilt,* so breitgefächert, daß es sehr zufriedenstellend die Komplexität des menschlichen Körpers bedienen kann.

Das Wissen über den geordneten Einsatz der Aufbaumittel beziehungsweise Organmittel haben wir im Westen Paracelsus zu verdanken. Ihr Einsatz existierte jedoch schon immer und ist in jeder Kultur zu finden. Solange ein Volk sich mehr oder weniger in den Grenzen seines Landes aufhielt, reichten die Heilpflanzen und Arzneien in der Umgebung aus, um einem Volk eine gute Gesundheit zu verleihen. Sobald aber größere Völkerbewegungen stattfanden, kamen andere

Faktoren hinzu, so daß die Pflanzen in der nächsten Umgebung nicht mehr genügten, und ein Volk immer globalere Hilfe benötigte.

In derselben Weise wurde die Aufbautherapie bei einem Volk sehr simpel gehandhabt. Je globaler die Menschheit wurde, um so differenzierter zeigte sich der Einsatz, beziehungsweise desto mehr kam der Einsatz des Ähnlichkeitsprinzips in seiner Vielfalt zum Tragen.

Deshalb hat jedes Aufbaumittel sowohl eine einfache Basis der Verordnung als auch eine differenzierte. Das Mittel Schöllkraut wurde beispielsweise früher nur auf der Basis von Wetterlage und Leberbelastung verordnet – und das mit großem Erfolg. Diese beiden Faktoren genügten vollkommen, um das Mittel als angezeigt zu bezeichnen. Paracelsus hatte sogar zusätzlich das Wissen über die Sternenkonstellationen verwendet, um die passenden Heilmittel zu bestimmen. Das geht heutzutage gar nicht, weil dafür die Astrologie neu erschaffen werden müßte, um die gesamte Pathologie und das homöopathische Wissen über die Arzneimittel einfließen zu lassen. Überdies brauchen wir sie glücklicherweise auch nicht, da die Homöopathie uns eine sichere und einfache Basis liefert. Sie umfaßt alle Stufen der Erkrankungen, von den einfachsten zu den mannigfaltigeren.

Definition:
Die *Organmittel* heilen und bauen das geschwächte Organ auf. Da viele Mittel nicht unbedingt eine direkte Beziehung zu einem bestimmten Organ haben, trotzdem aber Organe und den Körper beziehungsweise das Immunsystem aufbauen, benutze ich die umfassendere Bezeichnung *„Aufbaumittel“*.

Mittel zum Schutz vor bakterieller oder viraler Lungenentzündung

1. Die Aufbaumittel

Die folgenden *Aufbaumittel* stärken die bei einer Lungenentzündung betroffenen Organe. Sie sind präventiv einzusetzen, können aber auch im Akuten angezeigt sein und in Verbindung mit dem akuten Mittel gegeben werden. Die Zeichen für ihre Auswahl sind meist einfach, reichen aber aus, um das Mittel zu verschreiben. Bei COVID-19 werden oft Leber und Darm stark angegriffen. Daher passen alle Mittel, die eine Beziehung zu Leber-Lunge und Magen-Darm-Lunge haben, um das Immunsystem aufzubauen.

Die Aufbaumittel müssen genauso wie sonst in der Homöopathie individuell ausgesucht werden, um die gewünschte Wirkung hervorzubringen. Das heißt die Symptome müssen passen. In der Beschreibung der Mittel sind die Symptome zu finden, welche zum Mittel führen. Die Darstellung des Mittelwesens erleichtert zudem die Mittelwahl.

Die Mittel sind nicht alphabetisch geordnet, sondern nach der Wichtigkeit beziehungsweise Häufigkeit.

Chelidonium majus

Chelidonium oder Schöllkraut ist schon seit Jahrhunderten in der Medizin als Heilmittel bekannt. Der deutsche Arzt Johann Gottfried Rademacher, der nach der Lehre Paracelsus arbeitete, verwendete es großzügig und häufig. Homöopathen, vorzüglich James Compton Burnett, übernahmen sein gesamtes Wissen in die Homöopathie. Chelidonium wurde im Übrigen schon von Hahnemann geprüft und konnte aufgrund des homöopathischen Heilprinzips effektiv benutzt werden. Chelidonium ist höchst wichtig bei allen schweren Komplikationen, die von einer Schwäche der Leber ausgelöst werden, und oft früh genug an einem sehr hellen Stuhl wahrgenommen wird. Damit geht eine große Mattigkeit, Schwere der Glieder und ein Herabsetzen des Denkvermögens einher. Chelidonium gibt der Leber neue Kraft und reinigt sie, was sich wiederum auf das gesamte Immunsystem stärkend auswirkt.

Zum Wesen:
Der Chelidonium-Mensch ist von einer vorwärtstreibenden Kraft besessen, dadurch verwickelt er sich allerdings auch immer wieder in alle möglichen zwischenmenschlichen Konflikte, das heißt, er bekommt sich leicht mit anderen in die Haare. Zwar strebt er eine friedliche Lösung an, doch wenn er es nicht schafft, kann er unglücklich und aggressiv werden. Sollte das öfter geschehen, wird die Leber geschwächt und der Körper anfälliger für Krankheiten. Dies spürt er, indem er auf einmal anfällig für Wetteränderungen wird und leicht erkrankt. Seine Leber wird schwerfällig und kann zuweilen stark schmerzen – stechend, kolikartig oder drückend. Die Schmerzen erstrecken sich über die rechte Seite nach hinten hoch bis zum Schulterblatt oder nach vorne tief unten in den Bauch. Manchmal fühlt er sich schlapp, besonders wenn er kalte und schwere Nahrung zu sich genommen hat. Heißes Essen bessert seinen Zustand.

Bei einer Lungenentzündung mit Magen-Darm-Beteiligung entwickelt Chelidonium ein Verlangen nach heißen Getränken oder heißen, dünnflüssigen Suppen, welche seine Magenbeschwerden lindern.

Arnica montana

Arnica ist zwar kein direktes Lebermittel, doch beeinflußt es die Leber durch seine Wirkung auf die Gedärme. Bei bestimmten Arten von Lungenentzündung ist es daher ein wichtiges Mittel, um den Kreislauf von Lunge, Darm und Leber zu stabilisieren. Nachdem das Wissen über Arnicas Heilkraft Jahrhunderte lang verschollen war, kam es im siebzehnten Jahrhundert wieder zum Vorschein. Der gebräuchliche Name Wohlverleih deutet auf seine Heilwirkung hin.

Arnica wirkt spezifisch auf die Gedärme und löst dort einen Fäulnisprozeß (Putrefaktion) aus, der sich auf Leber und Lungen auswirkt, wodurch sich die Empfänglichkeit für schwere Lungenentzündungen erhöht. Der Mensch wird durch sehr übelriechende Blähungen auf den Fäulnisprozess in seinem Darm aufmerksam gemacht. Teilweise riechen sie nach faulen Eiern, vor allem wenn der Arnica-Mensch seinem Hang, sich zu überessen zu oft nachgeht. Menschen mit der Veranlagung zu solch einer Pathologie können also ihr Immunsystem mit Arnica sehr gut wieder aufbauen.

Zum Wesen:
Arnica besitzt eine unabhängige Natur und glaubt fest an sich. Dieser Mensch zweifelt nicht daran, sein Ziel zu erreichen und läßt sich von nichts abbringen. Das kann sich schwer auf den Körper niederschlagen, besonders auf den Magen. Arnica ist für Menschen wichtig, die körperlich hart arbeiten, wobei der Körper jedoch immer mehr zusammenfällt. Da sie von kräftiger Natur sind, dauert dies lange, doch langsam wird das Immunsystem unterwandert.

Arsenicum album

Das *Central Council of Homoeopathy (CCH)* in Neu-Delhi hat Anfang des Jahres 2020 *Arsencium album* als Prophylaxe für das COVID-19 empfohlen, allerdings nur auf Grund der allgemeinen Schilderung der Krankheit aus der Sicht der Schulmedizin. Dieses Vorgehen kann daher kaum auf dem Prinzip der homöopathischen individuellen Mittelauswahl basieren.

Für ein Land ist es äußerst lobenswert, so einen großen Einfluß zu haben, daß die Regierung als Schutz vor Krankheiten ein homöopathisches Mittel empfiehlt. Sicher wird sich Arsen in den Fällen als sehr nützlich erweisen, bei denen die Angst sehr groß ist.

Der Genius epidemicus aus historischer Sicht

Arsen soll laut dem CCH der *Genius epidemicus* sein, das heißt das Mittel, das sowohl immer schützend als auch heilsam wirkt. Doch schon vor mehr als hundert Jahren haben Homöopathen, die nach dem Prinzip des Genius epidemicus arbeiteten, beobachtet, daß kein einziges Mittel mehr überwiegend zu den Erkrankten paßte, auch nicht gebietsweise. Zu Zeiten Hahnemanns und bis Ende des 19. Jahrhunderts deckte ein Mittel gebietsweise und sogar länderweise alle Erkrankten ab. Das heißt ein einziges Mittel schützte und heilte bei einer Epidemie alle Erkrankten. Ab etwa 1880 – vielleicht durch die verstärkte Industrialisierung und vermehrte Migration der Bevölkerung in Städte – begann sich dies zu ändern. Jetzt wurden zwei bis vier Mittel benötigt, um die Fälle abzudecken. Die angezeigten Mittel wurden Genii epidemici genannt (Mehrzahl von Genius epidemicus). Diese Entwicklung erschwerte das Verfahren vor allem beim Schutz, zumal die ganze Prozedur, die Genii epidemici herauszufinden, mehrere Wochen in Anspruch nahm. Zu den Zeiten, in denen es keine Telefone gab, war es keine einfache Angelegenheit, dieses Wissen an alle Homöopathen weiterzugeben. Kurz gesagt, recht unpraktisch.

Prophylaxe mit den Nosoden

Doch glücklicherweise hatten schon 50 Jahre davor, und zwar ab 1830, immer mehr Homöopathen angefangen, Nosoden anstelle des Genius epidemicus als Schutz vor Infektionskrankheiten zu verwenden. Das neue Verfahren erwies sich nicht nur als höchst effektiv, sondern auch als äußerst praktisch, da es damit möglich war, Monate und Jahre im Voraus eine Immunität vor einer gewissen Krankheit aufzubauen.

Arsen war noch Anfang des 20. Jahrhunderts bei manchen Epidemien ein häufiges Mittel, aber nicht mehr als bei etwa einem Drittel der Fälle. Nach und nach sind deswegen die meisten Homöopathen zu den Nosoden als Prophylaxe-Mittel übergegangen, da sie zuverlässiger wirken und praktisch einzusetzen sind.

Arsen ist sicher das Mittel der Wahl – zusätzlich zu einer der Nosoden, sollte die Panikmacherei einen Menschen so sehr aus der Bahn werfen, daß er seiner Angst nicht mehr Herr wird. Sein Handeln hat dann nichts mehr mit Vorsicht und gesundem Menschenverstand zu tun.
In dieser Weise macht er sich anfällig gegenüber einer akuten Krankheit, wobei er sich nicht unbedingt diese unbändige Angst anmerken läßt.

Zum Wesen:
Der Arsen-Mensch setzt seinen Körper durch seine festen, fast gnadenlosen Vorsätze unter Streß. Magen, Leber und Gedärme werden dadurch gegenüber akuten Krankheiten sehr anfällig. Zwar sind seine guten Vorsätze auf die Gesundheitsvorsorge gerichtet, aber sie zehren an seinen Kräften, da sie meistens fehl am Platz sind oder den Gegebenheiten nicht entsprechen. So wurde bei der COVID-19 Pandemie Unmögliches empfohlen, zum Beispiel: Stets auf einen Meter Abstand zu seinen Mitmenschen zu achten!

Wenn der Arsen-Mensch in jedem Staubkörnchen eine potenzielle Gefahr sieht und als ungeheuerlich bedrohlich empfindet, hat das mit einer vernünftigen Hygiene nichts mehr zu tun. Arsen ist aber äußerst streng und setzt seine festen Glaubenssätze stur durch.

Aloe socotrina

Das homöopathische Mittel ist nicht mit Aloe vera zu verwechseln. Aloe socotrina ist eine andere Art und stammt von der Insel Sokotra im Arabischen Meer. Seine Heilwirkung ist allerdings viel stärker und tiefgreifender als jene der aus Ägypten stammenden Aloe vera. Es wirkt stark auf den Darm, in dem es Inaktivität auslöst, die sich wiederum auf die Leber auswirkt. Dort entstehen Unbehagen, Hitze, Druck, Spannung und eine große Aufgeblähtheit, besonders nach dem Essen, mit Abgang von brennend-heißen übelriechenden Winden.

Zum Wesen:
Der Aloe-socotrina-Mensch lebt in Überzeugungen und hält sich für immun. Er mag sich vielleicht darüber nicht bewußt sein, aber er glaubt, daß ihm schlechte Ernährung nichts ausmacht. Wenn sich die Aktivität des Darmes verlangsamt, dann fühlt er sich allgemein schlapp und müde, obwohl er noch genug Kraft hat, weiterzumachen. Er hält das allerdings für vorübergehende Phasen und ändert seinen Lebensstil nicht, es sei denn, er wird hierzu gezwungen. Wenn es ihm nur ein kleines bißchen besser geht, lebt er wieder weiter wie früher.
Bei solchen Menschen baut Aloe ein solides Immunsystem auf.

Carduus marianus

Carduus ist ein sehr altes Heilmittel und wurde ebenfalls von Rademacher wiederbelebt. Der gebräuchliche Name ist Mariendistel. Angeblich überträgt die Pflanze den Segen und die Heilkraft von Mutter Maria. Es ist hauptsächlich ein Lebermittel. Aber nach Burnett wirkt es auch auf das Verhältnis von Milz, Leber und Lunge.

Zum Wesen:
Die Mariendistel ist sich ihrer Lebensaufgabe bewußt. Dem Wohl der Menschheit zu dienen ist ihre Motivation. Allerdings kann Dienst auch zur Last werden, wenn sie keine Anerkennung findet. Hinzu kommt, daß diejenigen, die sie unterstützen könnten, immer mehr Lasten auf sie laden und nicht einmal ihre Liebe erwidern. Wenn sie dadurch ihre Freude an der gemeinnützigen Arbeit verliert, dann schwinden ihre Energien. Ihr ehemals kräftiges Immunsystem fängt an zu bröckeln. Immer wieder wird sie von tiefer Traurigkeit überwältigt und weint. Doch hierdurch wird sie verärgert über sich selbst, weil sie ihren Verpflichtungen nicht mehr richtig nachkommen kann.

Echinacea angustifolia

Echinacea ist unter den Eklektikern seit langem bekannt und wird leider weitverbreitet als allgemeines Immunstimulanz mißbraucht, da es pauschal, also undifferenziert, verordnet wird, um Erkältungen abzuwenden. Wenn es nicht nach dem Ähnlichkeitsprinzip verordnet wird, verschleiert es den Zustand der Krankheit, indem es den Verlauf, wie ihn sonst der Körper entwickelt hätte, verdrängt. Die individuellen Symptome können dermaßen unterdrückt sein, daß das passende Mittel länger nicht erkannt werden kann.

Echinacea ist kein direktes Organmittel, sondern baut das Immunsystem allgemein auf – doch natürlich nur, wenn es nach den homöopathischen Kriterien eingesetzt wird.

Wer Echinacea als Aufbaumittel braucht, neigt zu meist länger dauernden Phasen von unüberwindlicher Müdigkeit, so daß der Mensch sich durchgehend ausruhen muß; kann nur liegenbleiben; schon der geringste Aufwand bedeuted für ihn eine große Anstrengung. Nahrungsaufnahme ist im Grunde nicht möglich, da es ihm nachher sehr schlecht geht. Es ist ihm dauernd kalt, und auch kurz der kalten Luft ausgesetzt sein, verschlechtert alles.

Schon lange vor einer Grippe oder Lungenentzündung ist das folgende Symptom hinweisend: Kribbeln von Zunge, Lippen und Rachen, dabei ein Angst auslösender Schmerz ums Herz.

Zum Wesen:

Für den Echinacea-Menschen ist die Anstrengung zu groß, um das Immunsystem auf hoher Ebene zu halten. Er hofft, daß es auch ohne seine Mühen weiterhin funktionieren wird und zieht es vor, den Notwendigkeiten des Lebens auszuweichen.

So betrachtet trifft das Wesen dieses Mittels auf viele Menschen zu. Viele könnten durch diese Phase gehen oder tragen etwas von dieser Tendenz in sich.

2. Die Nosoden

Die Nosoden einer Krankheit stellen den besten direkten Schutz vor genau dieser Krankheit her. Sie werden entweder aus dem Krankheitsprodukt oder dem Erreger hergestellt. Natürlich können die Viren von COVID-19 oder SARS potenziert werden. Die Homöopathie ist jedoch nicht auf sie angewiesen, denn es gibt genügend andere Grundnosoden, die das gesamte Feld der Lungenentzündungen abdecken. Außerdem sind diese Nosoden gut geprüft und haben sich in der Praxis bewährt.

Auf der Basis des Grundverlaufs der Lungenentzündung ist es aus meiner Sicht möglich, die Nosoden *Streptococcinum* und *Pneumococcinum* als spezifische Prophylaktika für die COVID-19-Erkrankung zu empfehlen. Es wird die Nosode der Erkrankung gewählt, deren Pathologie der erwarteten „neuartigen" Pathologie am ähnlichsten ist. Für eine Krankheit kann es auch mehrere Nosoden geben. Die Grundlage für die homöopathischen Therapie oder den homöopathischen Schutz ist die Ähnlichkeit.

Streptococcinum

Streptococcinum hat sich als Prophylaxe bei Atemwegserkrankungen, auch Viruserkrankungen, bewährt. Im Allgemeinen ist dieses Mittel vor Pneumococcinum zu bevorzugen, da es im Wesentlichen alle infektiösen Atemwegserkrankungen erfaßt.

Pneumococcinum

Pneumococcinum wirkt ähnlich wie Streptococcinum, paßt aber eher für optimistisch eingestellte Menschen. Allerdings müssen sie sich aus Beengungen (mental, emotional, geistig, seelisch oder körperlich) befreien, um ihre positiven Gefühle bewahren zu können.

Zusammenfassung:
Die Aufbaumittel bauen das Immunsystem auf und stärken die Abwehr des Organismus allgemein gegenüber allen Infektionen beziehungsweise Krankheiten. Die Nosoden schaffen einen spezifischen Schutz gegenüber einer Krankheit.

Die Schutzmethode mit Aufbaumitteln und Nosoden

Weitere ausführlichere Informationen finden Sie in unserem Buch *„Biowaffen und Homöopathie" – Schutz und Behandlung von Milzbrand, Pocken, Cholera, Pest, Botulismus, Ebola.*

Die Immunstärkung mit Aufbaumitteln

Potenz:
Aufbaumittel werden von der Urtinktur ausgehend bis zur D 12 eingesetzt. Dabei hängt die Potenzwahl vom Alter und der Vitalität des Patienten ab.

Dosierung:
In der Regel dreimal täglich, eine halbe Stunde vor einer Mahlzeit, fünf Tropfen auf eine halbe Tasse Wasser.

Heilungsreaktionen:
Wenn Ausscheidungen wie Durchfall, Übelkeit, Hautausschlag und so weiter auftreten, reduzieren Sie die Dosis von fünf Tropfen auf bis zu einen Tropfen. Halten die Symptome an, muß das Mittel vorübergehend abgesetzt werden.

Dauer:
Das Mittel sollte über einen Zeitraum von drei bis sechs Wochen eingenommen werden, in individuellen Fällen auch gerne länger.

Verordnung von mehr als einem Mittel:
Einige Patienten werden zwei oder mehr Organmittel benötigen. Das zweite wird in der Regel nach den 3-6 Wochen Mittelgabe des ersten Mittels verabreicht. Wenn zwei Mittel im Vordergrund stehen, können sie parallel, d.h. am selben Tag genommen werden; das zweite Mittel eine Stunde nach der Mahlzeit.

Übersicht in Bezug auf Altersgruppen und Potenzen bei den Aufbaumitteln
Für jede Altersgruppe eignen sich bestimmte Potenzen. Je jünger der Patient, desto niedriger ist in der Regel die Potenz für den Immunaufbau. Diese Übersicht ist nur richtungsgebend, weil Faktoren wie Vitalität, Zustand des Organs und andere Krankheiten auch eine Rolle spielen.

Chelidonium majus
unter 25 Jahren: Urtinktur
25 – 45 Jahre: D 1
45 – 65 Jahre: D 2
über 65 Jahren: D 3

Arnica montana
unter 25 Jahren: D 1
25 – 45 Jahre: D 2
45 – 65 Jahre: D 3
über 65 Jahren: D 6

Arsenicum album
unter 25 Jahren: D 4
25 – 45 Jahre: D 6
45 – 65 Jahre: D 9
über 65 Jahren: D 12

Aloe socotrina
unter 25 Jahren: D 1
25 – 45 Jahre: D 3
45 – 65 Jahre: D 6
über 65 Jahren: D 12

Carduus marianus
unter 25 Jahren: Urtinktur
25 – 45 Jahre: D 1
45 – 65 Jahre: D 2
über 65 Jahren: D 3

Echinacea angustifolia
unter 25 Jahren: Urtinktur
25 – 45 Jahre: D 1
45 – 65 Jahre: D 2
über 65 Jahren: D 3

Der Schutz mit Nosoden

Bei der Prophylaxe mit Nosoden ist es unbedingt notwendig, mit den Anweisungen in unseren Büchern vertraut zu sein (siehe Literaturhinweis am Ende des Buches). Am besten wird sie unter der Anleitung eines Prophylaxe-Therapeuten durchgeführt. Die Liste steht auf unserer Webseite www.lage-roy.de.

Um sich vor Lungenentzündungen zu schützen, nehmen Sie entweder *Streptococcinum* oder *Pneumococcinum* ein.

Dosierung und Wiederholung: Sieben bis 21 Dosen, wobei die Wiederholung vom Alter und – noch wichtiger – von der Vitalität des Körper abhängt. Kräftigere Menschen können die Nosode öfter wiederholen und länger einnehmen, schwächere Menschen seltener und kürzer.

- Unter 45 Jahren: 5 Tropfen oder Kügelchen einmal täglich
  – bei geschwächter Vitalität jeden zweiten Tag
  – bei sehr geschwächter Vitalität jeden dritten Tag
- Zwischen 45 und 65 Jahren: 5 Tropfen oder Globuli jeden 2. Tag
  – bei geschwächter Vitalität jeden dritten Tag
  – bei sehr geschwächter Vitalität jeden vierten Tag
- Über 65 Jahre: 2 oder sogar einen Tropfen jeden 3. Tag
  – bei geschwächter Vitalität, jeden fünften Tag
  – bei sehr geschwächter Vitalität einmal pro Woche

Übersicht in Bezug auf Altersgruppen und Potenzen bei den Nosoden

Im Gegensatz zu den Aufbaumitteln werden die Nosoden jungen Menschen in hohen Potenzen gegeben und älteren in niedrigen Potenzen.

Streptococcinum oder **Pneumococcinum**

unter 25 Jahre:	C 1000
25 – 65 Jahre:	C 200
über 65 Jahre:	C 30

Das Aufbaumittel kann am selben Tag genommen werden wie die Nosode.

Junge und kräftige Menschen können den Prozeß beschleunigen und zwei Aufbaumittel sowie die Nosode an einem Tag nehmen: ein Aufbaumittel eine halbe Stunde vor dem Essen, das andere eine Stunde danach und die Nosode morgens auf nüchternen Magen.

Das Erfassen der Symptome bei Lungenentzündung

Aus der Sicht der Homöopathie ist es verwunderlich, wie viel Aufruhr die Schulmedizin über COVID-19/SARS verbreitet. Zu meiner Zeit, als ich Kind war, haben meine Eltern eine Lungenentzündung bei anderen Menschen gleich erkannt. Angst war ihnen fremd, nur eine normale Besorgnis war zu bemerken.

Es begann oft mit einem einfachen grippalen Infekt, und die Personen wurden ermahnt, äußerste Vorsicht walten zu lassen, um die Gefahr einer doppelseitigen Pneumonie abzuwehren. Schon bei einer Grippe konnten sie erkennen, daß eine Lungenentzündung in der Luft schwebte und beruhigten den Kranken: „Keine Sorge, sei äußerst vorsichtig, besonders mit Essen und Trinken, und du wirst sicher verschont bleiben!“ Natürlich bekamen einige trotz aller Vorsicht eine Lungenentzündung. Doch gestorben ist in unserer Bekanntschaft keiner, auch nicht zu den Zeiten als mein Vater noch kein homöopathischer Arzt war. Nur bei älteren Menschen und ganz kleinen Kindern machte man sich Sorgen. Doch auch für diese hatte die ursprünglich aus Arabien kommende in Indien gerne angewandte Yunani-Medizin heilsame Kräuterauszüge. Manche schwer erkrankte ältere Menschen bekamen ganze zwei Wochen keine feste Nahrung und damit gesundeten sie gut.

Eine Lungenentzündung zu erkennen ist erst ein Teil der Kunst, aber die Symptome zu finden, die zum passenden Mittel führen, stellt die eigentliche Kunst und das Können dar. Dieser Teil der Arbeit besteht zu mehr als 90% aus Beobachten. Viele Fragen erübrigen sich dadurch. Jedoch für einen Homöopathen lohnt es sich in jedem Fall, die Familienangehörigen, meist ist es die Mutter oder Schwester des Erkrankten, dazu zu erziehen, gut zu beobachten, was viele von Haus

aus gut können. Doch heute sind sie oft so von Angst ergriffen, daß die Familienangehörigen kaum mehr etwas wahrnehmen.

Auf welche Zeichen zu achten ist, wird in den Mittelbeschreibungen deutlich. Hier eine Zusammenfassung:

- Was zeigt uns die Gesichtsfarbe? Hat das Gesicht durchgehend eine Farbe oder ändert sie sich unter bestimmten Umständen, etwa beim Fieberanstieg oder in der Phase des Frierens? Ist das Gesicht blaß oder ist ein blasser Unterton vorhanden? Gelblich oder rot: hellrot, leuchtend rot oder dunkelrot, flächig oder umschrieben?
- Wie ist die Körperwärme, und wo genau fühlt sich der Körper warm oder kalt an, eventuell an einzelnen Partien unterschiedlich? Läßt es sich näher beschreiben?
- Schweiß: Wann, wie, welche Art, Geruch und Empfindung beim Schwitzen?
- Zunge: Wie ist die Farbschattierung und an welchem Teil der Zunge? Wenn weiß, dann ob cremig oder hellweiß, dick oder dünn. Ob grau, grau-weiß, grau-gelb oder gelb-weiß oder nur gelb, leuchtend gelb, braun und so weiter?
- Wie liegt der Kranke; wie benimmt er sich; beklagt er sich in irgendwelcher Weise? Wie ist die Atmung; ist er zugedeckt, und wenn schon, dann wie?

Erst dann können die Fragen gestellt werden, wie der Verlauf der Krankheit bisher gewesen ist, wie sich der Kranke unter verschiedenen Umständen oder zu unterschiedlichen Zeiten verhält; wie der Durst und Appetit sind; ob der Kranke bisher etwas Unvernünftiges gemacht hat.

Das Repertorium zieht man zu Rate, um auffallende Symptome zu überprüfen. Es gibt die Neigung, auffallenden Symptomen eine zu große Wichtigkeit zu verleihen. Sollte das Mittel, auf das ein auffallendes Symptom hinweist, weder die Pathogenese abdecken noch die vordergründigen Symptome, ist das auffallende Symptom im Moment belanglos. Es ist entweder ein Überbleibsel von einem Zustand, der abgelaufen ist; oder das auffallende Symptom weist auf das Folgemittel hin; oder es kommt gar nicht zum Tragen, da das passende Mittel die Heilung vollbringt.

Die homöopathische Behandlung

Die Beschreibungen im Kapitel „Mittel zum Schutz vor Lungenentzündung“ sind auch sehr nützlich für die homöopathische Behandlung, die über die zweihundert Jahre ihres Bestehens sehr verfeinert worden ist. Zahllose Homöopathen auf der ganzen Welt haben Lungenentzündungen über diese Zeitspanne sehr erfolgreich behandelt und ihre Erfahrungen in homöopathischen Fachzeitschriften veröffentlicht.

Sobald sich der Homöopath von Vorstellungen über Krankheitserreger wie Bakterien oder Viren freigemacht hat, ermöglicht es ihm, den individuellen Verlauf einer Lungenentzündung zum gegebenen Zeitpunkt genau zu erfassen.

Die wichtigsten Merkmale der Pathogenese von COVID-19/SARS sind:

- ✓ unerträgliches Unbehagen mit Beginn der Krankheit
- ✓ starke Schmerzen wie bei Influenza (der echten Grippe)
- ✓ trockener Husten
- ✓ Durchfall

Folgende Mittel sind in ihren wesentlichen Zügen dargestellt:
Aconit, Arsenicum album, Belladonna, Bryonia, Chamomilla, Chelidonium, Echinacea, Ferrum phos, Gelsemium, Kalium arsenicosum, Mercurius solubilis, Pneumococcinum, Phosphor, Pulsatilla, Spongia, Streptococcinum, Sulfur, Tuberculinum bovinum und Veratrum viride.

Insbesondere wird in diesem Ratgeber detailliert auch auf die Folgebehandlung eingegangen, welche von großer Wichtigkeit ist, um dem hohen Risiko eines Rückfalls entgegenzuwirken, denn dieser stellt eine wirkliche Bedrohung dar. Durch eine sachgemäße Folgebehandlung kann jeder Fall gut abgerundet werden.

Ebenfalls von wesentlicher Bedeutung sind die Kapitel „Maßnahmen“ und „Diät“, welche im Rahmen der häuslichen Betreuung ihren berechtigten Platz finden.

Die vier Stadien der Lungenentzündung

Eine Pneumonie durchläuft klassischerweise ein Vorstadium und drei weitere Stadien, in denen jeweils eine Gruppe von Mitteln in Frage kommt. Nur Mittel aus dieser Gruppe decken die Pathologie des Stadiums ab. In vielen Fällen kann ein einziges passendes homöopathisches Mittel die Heilung vollziehen.

- ✓ Das Vorstadium ist das Stadium des Blutandrangs – die Anschoppung, bei der noch keine Verdichtung der Lunge begonnen hat. In diesem Stadium ist die Lunge nur blutüberfüllt.
- ✓ Das erste Stadium beginnt mit der roten Hepatisation – Teile der Lunge fangen an sich zu verdichten, so daß immer weniger Sauerstoffaustausch möglich ist, aber es fließt genügend Blut in die Lunge hinein. Die Lungenbläschen sind noch rot.
- ✓ Das zweite Stadium, die gelbe beziehungsweise graue Hepatisation – der Blutfluß in die Lunge wird immer weniger. Schließlich verfärben sich Teile der Lunge, wo kein Sauerstoffaustausch mehr stattfindet, erst gelblich und dann gräulich.
- ✓ Das dritte Stadium, die Auflösungsphase (Lysis), beendet die Erkrankung. Die Lungenbläschen kehren wieder in ihren ursprünglichen Zustand der Durchblutung zurück.

Vor hundert Jahren haben die Pathologen das Stadium der Anschoppung – das Vorstadium – als erstes Stadium der Lungenentzündung bezeichnet. Erfahrene Ärzte konnten gleich zu Beginn eine Lungenentzündung diagnostizieren. Auch ich bin, Dank dem Wissen meiner Eltern, damit aufgewachsen. Damals war es noch ganz selbstverständlich, eine Lungenentzündung im Anfangsstadium erkennen zu können. Doch mit der Entdeckung der Antibiotika und dem einseitigen Fixieren auf Keime ging nicht nur bei Lungenentzündungen, sondern auch bei vielen anderen Krankheiten dieser „diagnostische Blick“ verloren.

Antibiotika werden seit ihrer Entdeckung im Jahr 1928 als Segen für die Menschheit bezeichnet. Jedoch existierte der wirkliche Segen, nämlich die Homöopathie, schon 150 Jahre zuvor. Die Homöopathie bekommt nicht nur die Krankheit sehr schnell und sicher in den Griff, sondern stabilisiert gleichzeitig auch das gesamte Immunsystem.

Antibiotika vermögen zwar oft Leben zu retten, aber sie machen den Organismus auch anfälliger und schwächer, so daß der Mensch leichter wieder dieselbe Krankheit bekommt und dann noch schwerer. Dies geschieht solange, bis die gängigen Antibiotika gar nicht mehr wirken und stärkere mit noch heftigeren toxischen Nebenwirkungen eingesetzt werden müssen.

Was bedeutet eine Verschlimmerung?

Bei einer Verschlimmerung werden einige der Krankheitssymptome stärker beziehungsweise schlimmer, aber <u>nicht</u> der Gesamtzustand des Patienten.

Beispiel: Der Husten könnte stärker werden, was den Patienten natürlich anstrengt, aber er befindet sich dadurch nicht in einem schlechteren Zustand, auch wenn er vorübergehend bereit ist, die Flinte ins Korn zu werfen oder sogar weint. Aber die Kraft ist da, und bald verbessert sich der Husten.

Sollte nach einer Verstärkung der Symptome nicht bald eine Besserung eintreten, handelt es sich um keine Verschlimmerung, sondern eine vermeintliche Verschlimmerung. Das Mittel war entweder falsch gewählt oder doch das richtige, aber es hat ausgewirkt. Wenn es ausgewirkt hat, können manche Symptome wieder stärker werden, eine gewisse Heilung hat jedoch stattgefunden. In dem Fall kommt ein neues Mittel in Frage. Bei genauer Beobachtung werden ein oder zwei Zeichen auf das neue deuten, alle sonstigen Symptome können aber gleich bleiben; ein *neuer Zustand* ist entstanden.

Es ist höchst wichtig zu unterscheiden, ob die Krankheit weiter fortschreitet oder eine echte *Verschlimmerung* stattfindet. Im ersten Fall geht es dem Kranken allgemein nicht besser, sondern schlechter. Bei einer Verschlimmerung hingegen fühlt sich der Kranke allgemein eher besser und bald bessern sich auch die Symptome.

Das Vorgehen bei einer Verschlimmerung

Normalerweise tritt bei akuten Fällen nach einer Mittelgabe keine Verschlimmerung der Symptome auf, auch nicht bei häufiger Wiederholung, wenn das Mittel sorgfältig gewählt wurde. Sollte es aber dennoch zu einer Verschlimmerung kommen, so ist das Mittel abzusetzen und abzuwarten.

- ***Die Goldene Regel:*** *Das Mittel absetzen und abwarten.*

Innerhalb von zwei bis 24 Stunden wird sich der Zustand deutlich verbessern. Das Mittel darf nicht mehr gegeben werden, solange die Besserung beziehungsweise der Heilungsprozeß anhält. In der Regel wird es zu einer Heilung kommen, ohne weitere Mittel, außer der Kranke handelt leichtsinnig oder ein Miasma bleibt noch aktiv.

Mehr als sechs Stunden Verschlimmerung sind eine Ausnahme und in der Regel die Folge einer unvernünftigen Handlung des Patienten. Entweder hat er gegen Ernährungsverordnungen grob verstoßen oder nicht auf sich achtgegeben, zum Beispiel seine Haare gewaschen, obwohl er sich noch in einem geschwächten Zustand befand.

In so einem Fall handelt es sich um keine reine Verschlimmerung. Deshalb könnte ein neues Mittel auf der Basis der unvernünftigen Handlung (Haare waschen) in Frage kommen, wenn das vorherige Mittel diesen Zustand nicht abdeckt.

Was bedeutet eine Verschlechterung?

✓ Der allgemeine Zustand des Patienten darf nicht schlechter werden. Der Kranke sollte sich also nicht geschwächt oder überanstrengt fühlen. Auch die Atemnot sollte nicht schlimmer werden, sonst handelt es sich um eine Verschlechterung auf das Mittel, sollte es direkt nach der Gabe geschehen, oder um das normale Fortschreiten der Erkrankung.

Das Vorgehen bei einer Verschlechterung?

✓ In beiden Fällen muß schnell und sorgfältig das passende Mittel gefunden werden.

Was ist eine Heilreaktion?

✓ Es kann durchaus vorkommen, daß das Fieber vorübergehend geringfügig steigt, doch der Patient ist ruhiger geworden und die Atmung vielleicht tiefer. Es handelt sich um eine Heilreaktion – ein Temperaturanstieg, um die Schlacken zu eliminieren.

Das Vorgehen bei einer Heilreaktion?

✓ Bei einer Heilreaktion muß das Mittel abgesetzt werden, und es darf nicht in die Heilreaktion eingegriffen werden, bei Fieber auch nicht mit Wadenwickeln, geschweige denn fiebersenkenden Medikamenten. Ruhe kehrt ein, und der Kranke wird bald einschlafen.

Die Beschreibung der homöopathischen Arzneimittel

In diesem Kapitel werden die Arzneimittel in der Weise dargestellt, wie sie bei einer Lungenentzündung gut zu erkennen sind. Zuerst wird der mögliche Verlauf der Krankheit beschrieben, wie er bei dem jeweiligen Mittel vorkommen kann. Dann folgen die Symptome, welche helfen, das Mittel sicher zu erkennen. Selten werden alle Symptome eines Mittels bei einem Patienten zu finden sein.

Wenn die allgemeine Pathogenese – die Entstehung, Entwicklung und beteiligten Faktoren eines Mittels – zum Patienten paßt, kann ein einziges weiteres Symptom genügen, um das ausgewählte Mittel mit Sicherheit zu bestätigen.

Bei den Beschreibungen der homöopathischen Mittel wird zum einen großer Wert auf die Darstellung der einzelnen Symptome gelegt und zum anderen auf die Gesamtheit des Arzneimittels. Letzteres ist dem geistigen Wesen des Mittels unterstellt. Dieses Wesen tritt bei den Mittelbeschreibungen in den Vordergrund, weil auf diese Weise das Mittel auch dann erkannt werden kann, wenn die Symptome wenig ausgeprägt sind.

Mittel für das Vorstadium und den Beginn des ersten Stadiums

Aconit, Belladonna, Gelsemium, Veratrum viride und Chamomilla

Aconitum napellus

❖ Aconit ist besonders im Vorstadium, dem Stadium der Anschoppung, und noch am Anfang des ersten Stadiums angezeigt, wenn die Verdichtung des Lungengewebes noch nicht so weit fortgeschritten ist, so daß die Lunge noch einiges an Luft aufnehmen kann. Später paßt Aconit bei Pneumonie nicht mehr.

Man kann Aconit als passendes Heilmittel leicht bestimmen. Wenn die Symptomatik früh genug erkannt wird, verkürzt sich der gesamte Verlauf der Krankheit unter der Einnahme von Aconit erheblich. Zu Beginn des ersten Stadiums hat Aconit in der Regel noch eine sehr gute Wirkung auf die Erkrankung. Spätestens vor dem Ende des ersten Stadiums ist der Wirkungsbereich von Aconit vorbei.

Je älter und geschwächter der Kranke jedoch ist, um so weniger kommt Aconit in Frage. Auch bei Kindern gilt die Regel der Vitalität. Je kleiner das Kind, um so eher kann Aconit in Frage kommen. Deswegen wird es bei Säuglingen, die durch Medikamente nicht zu sehr beeinträchtigt worden sind und ihre gewöhnliche Vitalität erhalten konnten, am ehesten angezeigt sein.

In der Regel halten das Vorstadium und der Beginn des ersten Stadiums bei Säuglingen länger an als bei älteren Kindern und Erwachsenen. Daher ist Aconit bei Säuglingen auch für längere Zeit angezeigt als bei größeren Kindern.

Das Aconitfieber kündigt sich mit starken Kälteschauern an, die nicht lange andauern. Schnell steigt das Fieber in die Höhe, und der Kranke muß sich hinlegen, ist sehr unruhig und stöhnt viel. Oft wird er nach einiger Zeit sehr durstig und verlangt große Mengen von kühlem Wasser. Eine trockene Hitze ist dann vorhanden.

Auffällige Symptome sind:
Völlegefühl in der Brust; die Augen haben einen durchdringenden Blick; die Atmung geschieht nur über das Zwerchfell.

Wenn der Husten einsetzt, kann Aconit noch angezeigt sein, falls es sich immer noch um das Vorstadium oder den Übergang zum ersten handelt. Der Patient hustet beim Trinken. Im Allgemeinen ist es ein trockener Husten mit brennenden, stechenden Schmerzen in der Brust. Etwas Auswurf kann vorhanden sein, dünn, schaumig und blutgestreift. Zu diesem Zeitpunkt oder etwas früher entwickelt der Aconit-Patient eine große Angst, da er glaubt, er werde sterben.

In gewissen Fällen können die oben genannten Symptome weniger ausgeprägt sein, um Aconit mit Sicherheit zu verschreiben. Dann richtet man sich nach Phasenindikatoren. Natürlich ist es nicht angesagt, Mittel routinemäßig nur auf der Basis der Stadien zu verordnen, statt den gesamten Zustand sorgfältig zu durchleuchten. Sollte Aconit bei einer beginnenden Lungenentzündung gut passen, aber nicht 100%, kann es trotzdem mit gutem Gewissen gegeben werden.

Ein Beispiel: *Aconit* und *Ferrum phos* sind beide am Anfang eines Entzündungsprozesses angezeigt. Sie können leicht unterschieden werden: *Aconit* ist bei Menschen, ob jung oder alt, mit viel Lebenskraft angezeigt, das heißt, es ist eine starke, dynamische Reaktion auf die Erkrankung zu beobachten, was bei *Ferrum phos* weniger der Fall ist.

Keine Angst vor Bluthusten!
Bei sehr starkem Blutandrang zur Brust kann der Kranke am Anfang der Krankheit hell-rotes Blut spucken. Insbesondere Aconit kann es oft innerhalb von Minuten zum Stoppen bringen. Die anderen Mittel tun dies ebenfalls, doch meist langsamer und bei ihnen wird der Bluthusten eher etappenweise weniger.

Zusätzliche Symptome von Aconit
- In der Regel ist das Gesicht gerötet und wird beim Aufsitzen im Bett oder Aufstehen kreidebleich. Beim Aufstehen wird dem Patienten schwindlig, daß er sogar zurück ins Bett fällt und ohnmächtig wird
- Stechende Schmerzen in der Brust. Kann nur auf dem Rücken und mit leicht erhöhtem Kopf liegen
- Gefühl, als ob kochendes Wasser in die Brust gegossen würde

Spezielle Dosierung bei Säuglingen und vitalen älteren Menschen
Bei Säuglingen scheint Aconit eine Ausnahme zu machen und auch im späteren ersten Stadium (der roten Hepatisation) zu wirken. Denn bei Säuglingen halten oft die Symptome des ersten Stadiums lange an, obwohl teilweise schon deutlich die Verdichtung der Lungenbläschen

stattgefunden hat. Aconit ist dann zwar immer noch angezeigt, aber benötigt in der Regel ein Folgemittel.

- Normalerweise werden schwere Erkrankungen wie Lungenentzündungen mit höheren Potenzen ab C 1000 behandelt.
- Doch bei Säuglingen und vitalen älteren Menschen wirken bei Aconit die niedrigen Potenzen unter D 6 besser, vor allem wenn sich die Lungenentzündung schon sichtbar entwickelt hat. Burnett hat sogar die Urtinktur von Aconit bei Säuglingen benutzt.
- Niedrige Potenzen können im Wasser verabreicht werden. Einige Globuli oder Tropfen auflösen und davon einen Teelöffel alle 2 bis 4 Stunden geben.
- Doch zu Beginn der Erkrankung können Säuglinge sowie vitale ältere Menschen mit Potenzen bis C 200 gut behandelt werden.
- Wenn aber Medikamente genommen werden, ist eher die C 30 am Anfang der Krankheit geeignet, im späteren Stadium D 12 und darunter.

Niedrige Potenzen, sogar die Urtinktur, werden manchmal auch bei *Veratrum viride, Ferrum phos* und *Gelsemium* empfohlen. Da ich aber in der Literatur keine konkreten Fallbeispiele dazu gefunden habe, braucht diese Empfehlung noch den praktischen Einsatz.
Die gleichen Gründe wie bei Aconit könnten uns dazu bringen, eine niedrige Potenz zu verabreichen.

Belladonna

❖ Ein Mittel für das Vorstadium, ist aber seltener angezeigt als Aconit.

Belladona kommt nur dann in Frage, wenn zusätzlich zur heftigen Blutüberfüllung der Lungen auch ein starker Blutandrang zum Kopf vorhanden ist. Meistens ist Belladonna bei Kindern angezeigt. Das Kind ist sehr unruhig und will nicht ins Bett. Stattdessen möchte es Videos anschauen oder vorgelesen bekommen. Das Fieber steigt sehr schnell und hoch, wobei das Gesicht hellrot anläuft und heiß wird. Zuckungen können sich bald einstellen, und die Eltern haben Angst vor einem Fieberkrampf, der in der Regel dann auch eintritt.

Zusätzliche Symptome bei Belladonna

- Glühend heißer Kopf, aber kühle bis eiskalte Füße und oft auch Hände
- Haareschneiden einige Tage vor dem Krankheitsausbruch
- Wetterwechsel von warm zu sehr kalt – Schnee
- Wird heftig deliriös und schlägt um sich
- Anfänglich durstlos; später Durst auf Limonade, die sehr wohltut

Gelsemium

❖ Gelsemium ist ein selteneres Mittel bei Lungenentzündung, zumindest in kühleren Regionen wie nördlich der Alpen, und dies aus dem einfachen Grund, weil es vorwiegend in warm-feuchtem Klima vorkommt. Wenn am nördlichen Alpenrand Föhn herrscht oder das Wetter plötzlich warm wird, ist dieses Mittel häufig angezeigt.

Als erstes spürt der Kranke eine bleierne Müdigkeit, verbunden mit einem Gefühl der Wehrlosigkeit gegen krankmachende Agenzien. Im Grunde ist es dem Menschen egal, was mit ihm passiert, da er einfach keine Kraft mehr hat und nur liegen möchte, am liebsten für immer wegdösen. Doch bald treten Kopfschmerzen auf, wenn sie nicht schon von Anfang an da waren, und rauben ihm die „wohlige Ruhe“, die er so gerne hätte. Das Wohlige ist aber nur eine Illusion, da er keinen erholsamen Schlaf findet, sondern wie in einem Koma wegdöst, wonach er genauso bleiern und müde erwacht. Das Unwohlsein ist gleich oder gar noch schlimmer als zuvor.

Nach dem ersten, meist kurzem Schüttelfrost gibt es in der Regel keinen mehr. Das Fieber steigt nun langsam, aber stetig, und dann kommt irgendwann der Schweiß. In der Regel ist der Kranke schon seit Beginn der Krankheit durstlos und so lange das Fieber steigt. Sobald der Schweiß eintritt, manchmal auch kurz vorher, kommt ein Durst auf Kühles, Erfrischendes wie Apfelschorle mit oder ohne Kohlensäure.

Beim Fieberanstieg zeigt sich die Nervenschwäche durch Unruhe, leicht deliriös werden, Weggetretensein, Dumpfheit. Diese nervösen Kinder wachen mit dem Gefühl von Fallen aus einem dumpfen Schlaf auf und schreien vor Angst. Sie suchen Halt und klammern sich mit aller Kraft an die Mutter oder das Bett.

Beim Fieberkrampf von Kindern mit nervösem Temperament ist Gelsemium ein wichtiges Mittel. Der Unterschied zu *Belladonna:* Belladonna ist aktiv, hell im Kopf. Gelsemium langsam, ängstlich, nervös. Wobei es Kinder gibt, die beide Komponenten in sich haben. Die lethargische Symptomatik zeigt sich nur bei warmem Wetter.

Zusätzliche Symptome von Gelsemium

- Gesicht am Anfang hoch- oder karmesinrot; später sieht es wie berauscht aus
- Das Frieren beginnt an den Händen und kriecht die Wirbelsäule hoch
- Die Glieder und der Rücken tun äußerst weh, vor allem unter den Schulterblättern oder in Nierenhöhe
- Langsame, schwere, angestrengte Atmung, die kurzzeitig plötzlich zu einer heftigen Atemnot mit krähender Atmung werden kann; verlangsamter Puls

- Seufzende Atmung
- Aufregungen, besonders Angst auslösende, verschlimmern alles heftig oder sind der Erkrankung vorausgegangen
- Oft gibt es einen Konsum von zu viel Alkohol oder Süßigkeiten vor der Erkrankung; sollte dies in Zusammenhang mit einem Wechsel zu warmem Wetter vorkommen, ist Gelsemium sehr wahrscheinlich das Mittel der Wahl.

Veratrum viride

❖ Die Veratrum viride Erkrankung tritt genau so schnell wie bei Aconit auf, ist aber nicht so heftig, doch der Kreislauf ist rasender und der Puls noch voller, kräftiger. Die Blutüberfülle betrifft die ganze Brust. Die Atmung ist sehr schnell, die Augen leuchtend rot.

Zu unterscheiden: *Belladonna* hat auch eine ähnliche Röte der Augen wie Veratrum viride, aber die Belladonna-Kinder haben einen wilden beziehungsweise kaum zu bändigenden Blick.

Vom Magen her gibt es bei Veratrum viride ein Unwohlgefühl, eine Schwäche mit heftiger Übelkeit bis zu häufigem Erbrechen. Nach dem Erbrechen ist der Puls eine Zeitlang langsam und unregelmäßig.

Zusätzliche Symptome von Veratrum viride

- Die Zunge hat einen roten Streifen in der Mitte
- Zittern, als ob sich das Kind erschreckt hätte und einen Krampfanfall bekommen könnte. Wenn der Blutandrang zum Kopf stark ist, passiert es auch
- Der kalte Schweiß macht auch den Körper kalt. Trotz höherem Fieber ist der Körper nicht warm beziehungsweise an den schwitzenden Partien kalt
- Oft ohne reichlichen Schweiß, aber der Körper ist ständig feucht

Chamomilla

❖ Ein seltenes Mittel bei Lungenentzündung und nur im Vorstadium bis zum Beginn des ersten. Häufig unentbehrlich bei Säuglingen ab dem 6. Monat bei der Zahnung und Kleinkindern nicht älter als zwei Jahre.

Die Zahnung macht das Chamomilla-Kind oft anfällig für Infekte. Sollte es gerade sehr kalt sein, kann dies eine Lungenentzündung auslösen. Das Auffällige bei Chamomilla ist das lange Anschoppungsstadium oder auch längeres Steckenbleiben im ersten Stadium.
Manchmal wird ein Wutanfall zum Auslöser, der sich bei kaltem Wetter auf die Lunge schlägt.

Der Husten ist recht schmerzhaft und führt zu Kreischen und Weinen. Die Symptome sind nicht anders als bei sonstigen Infekten beziehungsweise Entzündungen:

- Das Kind ist gereizt, ärgerlich, sogar wütend
- In der Regel kann es nur die Mutter beruhigen. Das Kind will ständig bei ihr sein und die ganze Nacht an der Brust nuckeln. Ansonsten weint das Kind solange, bis es wieder aufgenommen wird
- Meist ist eine Wange rot und die andere blaß oder normal
- Bei größeren Kindern fehlt der Appetit, das Kleinkind will aber ständig seine Nuckelflasche

*****

Mittel für das Vorstadium und alle drei folgenden Stadien

Arsen, Bryonia, Ferrum phos

Arsenicum album

❖ Arsen ist ein wichtiges Mittel in allen Stadien von Pneumonie.

Die ersten Symptome können schnell auftreten, doch danach verlangsamt sich die weitere Entwicklung der Krankheit. Um Arsens Angst zu sterben von der von Aconit zu unterscheiden, muß auch die Pathologie berücksichtigt werden. Wenn der Patient meint, er würde sofort sterben, und das erste Stadium hat sich bereits vollständig entwickelt, paßt Aconit nicht mehr. Es besteht jetzt die Pathologie der voll entwickelten Verdichtung der Lunge und in den meisten Fällen wird bei dieser Art von Angst Arsen das Mittel sein. Bei Kindern ist die Todesangst schwerer zu erkennen. Sollte sie auch bei Erwachsenen nicht so offensichtlich sein, müssen andere Symptome zurate gezogen werden.

Normalerweise bekommt der Arsen-Mensch nach einiger Zeit hohes Fieber. Er fühlt sich ständig kalt und will zugedeckt sein, ist müde und schwach, legt sich hin und döst. Anfänglich oder später besteht großer Durst mit Verlangen nach großen Mengen kalten Wassers. Aber wenn der Darm betroffen ist, kann der Kranke plötzlich nach heißem Wasser verlangen. Nach einigen Tagen verliert er diesen großen Durst. Sein Mund wird nun sehr trocken, weswegen er Wasser in kleinen Schlucken zu sich nimmt. Wenn auch noch Durchfall eintritt, wird der Arsen-Mensch noch schwächer, so daß er sich kaum noch bewegen kann. Etwas essen, würde ihm Übelkeit und sogar Erbrechen bereiten. In diesem Fall sollte er nichts anderes als Flüssiges zu sich nehmen, um den Körper nicht zusätzlich zu belasten.

Obwohl sich der Patient sehr schwach fühlt, kann er nicht ruhig liegen, denn seine ständige Angst treibt ihn umher und hindert ihn daran, sich auszuruhen. In den Anfangsstadien, bevor er zu schwach wird, kann er sich noch im Haus bewegen, um dann letztendlich erschöpft umzufallen, bevor er es zurück ins Bett schafft. Ihm ist zwar nicht immer kalt, aber unbedeckt kann er nicht für längere Zeit liegenbleiben.

Anfangs, wenn nur Schwäche, Unruhe, Durst und hohes Fieber zu bemerken sind, kann zwischen *Aconit* und *Arsen* auf Grund dieser Symptome nicht unterschieden werden.

Zusätzliche Symptome von Arsen
- Das Gesicht ist blaß bei hohem Fieber. Hände und Füße können kalt sein, mit brennender Hitze in der Brust
- Gefühl von äußerer Hitze und innerlicher Kälte, außer in der Brust
- Verlangen nach etwas Alkohol im Wasser
- Verlangen nach sauren Getränken, besonders verdünntem Essig, vor allem wenn der Magen betroffen ist und bei Durchfall
- Wenn die Atmung erschwert ist, muß sich der Patient im Bett aufsetzen, meist mit angezogenen Beinen

Bryonia alba

❖ Bryonia hat manchmal ein längeres Prodromalstadium (Vorverlauf) mit Unwohlsein und absoluter Unlust sich zu bewegen. Daher kann es auf dieser Basis manchmal schon in der Vorverlaufsphase oder im Vorstadium erkannt werden und der Erkrankung sogar vorbeugen! Aber in der Regel entwickeln sich die Symptome erst dann deutlich, nachdem das erste Stadium vollständig eingesetzt hat.

Wenn die Anschoppung – das Vorstadium, der Blutandrang – angefangen hat, ist es ratsam zu warten, bis die Symptome ihren Höhepunkt erreicht haben, bevor das Mittel verabreicht wird. Ansonsten können unnötige und lästige Reaktionen ausgelöst werden, die für die Heilung keineswegs förderlich sind. Das ist stimmig für alle Mittel, aber umso mehr für Bryonia, da sich bei Bryonia alles sehr langsam entwickelt.

Bei Bryonia beginnt die Krankheit langsam mit Unwohlsein, bevor das Fieber einsetzt. Erst ist eine Kälte vorhanden, vor allem in den Händen und Fingern, auch in den Füßen und Zehen. Nachts steigt das Fieber mit trockener, brennender Hitze. Der ganze Körper ist von starken Schmerzen erfüllt, und der Patient fühlt sich lethargisch. Obwohl er durstig ist, kann es sein, daß er längere Zeit lieber kein Wasser trinkt, besonders nachts, weil er ruhen will. Wenn er sich aufraffen kann, schüttet er gleich zwei Gläser Wasser auf einmal hinunter.

Nach einer Weile schmerzt sein Körper so sehr, daß er sich nicht mehr bewegt, sondern nur noch auf der schmerzhaften Lungenseite liegt.

Beim Husten oder bei der geringsten Bewegung reißen stark stechende Schmerzen durch seine Lunge, wodurch er stöhnt oder aufschreit. Kinder weinen vor Schmerzen, manchmal schon vor dem Hustenanfall. Auch andere Mittel können beim Husten weinen, doch bei Bryonia verschlimmern sich die Schmerzen extrem durch die geringste Bewegung. Daher meidet er jede Bewegung.

Zusätzliche Symptome von Bryonia

- Im Delirium, welches in der Regel um 21 Uhr anfängt und die ganze Nacht anhält, sagt er, er wolle nach Hause, oder redet die ganze Nacht über sein Geschäft
- Er liegt still wie tot, beantwortet keine Fragen und verlangt nach nichts
- Wenn er morgens aufsteht, um auf die Toilette zu gehen, wird er ohnmächtig

Ferrum phosphoricum

❖ Ferrum phos ist selten im Vorstadium zu erkennen, obwohl es bei sehr geschwächten und blutarmen Menschen gleich am Anfang der Krankheit angezeigt sein kann. Die sehr schnell einsetzende Schwäche und die starke Blässe der Mundschleimhaut bis zum Rachen sind deutliche Hinweise auf das Mittel.

Ferrum phos kann angezeigt sein, wenn das Fieber langsam beginnt. Dem Patienten ist recht kalt, aber es ist auch mit Hitzeschüben verbunden. Der Patient kommt nicht zur Ruhe, auch wenn er müde ist. Das Gesicht ist blaß, errötet aber durch die geringste Anstrengung oder Aufregung. Doch ein blasser Unterton ist immer vorhanden. Nach einigen Tagen kann Nasenbluten auftreten mit leuchtend rotem Blut. Beim Husten kommt auch reines Blut. Der Husten ist im Freien schlimmer (ähnlich wie bei *Arsen*). Er ist kurz, kitzelnd und schmerzhaft. Bei Ferrum phos nimmt die Krankheit langsam und sicher ihren Verlauf; die Prognose sieht nicht gut aus. Der Patient fühlt bald einen Druck auf der Brust und kann kaum atmen. Ferrum phos ist wertvoll bei extrem wenig Sauerstoff im Blut (Hypoxaemia), wodurch die Atemnot sehr erschwert wird, gewöhnlich nach dem siebten Tag.

Zusätzliche Symptome von Ferrum phos

- Nach der Nahrungsaufnahme wird das Essen sofort und ohne Widerstand erbrochen
- Das Erbrechen kann grün sein
- Gelblicher, wäßriger, starker Durchfall
- Großer Durst auf kaltes Wasser, besonders bei Durchfall

****

Die folgenden Mittel passen im ersten und den weiteren Stadien
Einige sind hilfreich, wenn der Fall blockiert zu sein scheint.

Chelidonium majus

❖ Es kann schon zu Beginn des ersten Stadiums deutlich angezeigt sein, im zweiten Stadium nur als Begleitmittel in niedrigen Potenzen.

Der Chelidonium-Mensch erkrankt plötzlich nach einer kurzen prodromalen Periode (vor Ausbruch der Krankheit). Meist fühlt er sich für einige Stunden auf der Arbeit sehr kalt und unwohl, und wenn er nach Hause kommt, ist er furchtbar entkräftet und müde, das Gesicht ist blaß oder sogar gelblich. Er will nur ruhen und nichts tun, da er sich wie erschlagen fühlt. Vielleicht trinkt er etwas Warmes wie

heiße Milch oder heiße Suppe; ansonsten hat er keinen Appetit. Nach dem heißen Getränk fühlt er sich besser und meint, er müsse seine Müdigkeit überwinden. Die Nacht schläft er tief und gut, doch am Morgen ist sein Körper sehr heiß, und er fühlt sich noch furchtbarer, als sei er meilenweit durch einen wütenden Sturm gegangen.
Oft kämpft sich Chelidonium ein bis zwei Tage am Arbeitsplatz durch, bis er sich letztendlich vollständig erschlagen ins Bett wirft.

Der Husten ist sehr schwächend (ähnlich wie bei *Arsen*) mit kurzen Hustenanfällen mit blutgestreiftem Schleim oder braunem, blutigem Auswurf. Er kann für lange Zeit in ein Delirium fallen. Die Augen sehen merkwürdig aus, als ob sie nicht mehr zusammen wirken. Die Zunge ist trocken, rissig und braun.

Nach einiger Zeit fällt das Atmen schwer, und der Herzschlag wird sehr unregelmäßig.

Zusätzliche Symptome von Chelidonium majus

- Stechende Schmerzen tief im unteren Teil der rechten Brustseite; der Kranke hat das Verlangen sich aufzusetzen, fühlt sich aber vom Schmerz gelähmt. Heiße Getränke erleichtern den Schmerz
- Zeitweise ist ihm sehr heiß. Brennende Hitze breitet sich von den Händen über den ganzen Körper aus
- Das Gesicht ist blaß und eingefallen. Wenn ihm heiß ist, laufen die Wangen dunkelrot an
- Leichte, krampfartige Zuckungen im Gesicht und den Gliedern
- Der Kranke hat oft eine Vorgeschichte von akuten Magenentzündungen

Echinacea angustifolia

❖ Kann im ersten und zweiten Stadium vorkommen. Beginn mit starkem Krankheitsgefühl.

Echinacea ist zwar kein klassisches Lungenmittel, kann aber indirekt für die Lungen und bei Pneumonie wichtig sein, da es eine enge Beziehung zu Grippe hat. Es hilft, allgemein die Kräfte zu sammeln, wodurch der Organismus seine Störung klarer zum Ausdruck bringen kann. Dies bahnt den Weg für andere Mittel oder aktiviert ausreichend die Selbstheilungskräfte, so daß kein weiteres Mittel notwendig ist.

Echinacea fühlt sich gleich von Anfang an so miserabel, als ob sie vielfach Grippe hätte. Das Gefühl kann die Kranke nur annähernd beschreiben. Sie fühlt sich so schrecklich krank und wie vergiftet; die Kopfschmerzen sind kaum auszuhalten, und der gesamte Körper schmerzt unerträglich. Sie ist komplett verwirrt und depressiv. Das Gesicht ist immer wieder gerötet. Die ohnmächtige Schwäche ist so stark, daß ihr bei der geringsten Anstrengung sofort schwindlig wird.

Zusätzliche Symptome von Echinacea

- Die Zunge ist trocken und geschwollen mit schmutzig braunem Belag
- Ein ängstliches Gefühl im und ums Herz mit Kribbeln in den Lippen und der Zunge
- Beim Frieren besteht Übelkeit, welche sich durch ruhig Liegen bessert
- Die Patientin kann nicht essen. Wenn sie dazu gezwungen wird, geht es ihr sehr schlecht mit saurem Aufstoßen und Sodbrennen

Kalium arsenicosum

❖ Kali ars ist nicht im ersten Stadium, sondern im zweiten und dritten angezeigt.

Es ähnelt Arsen. Wenn ein allgemeines Arsenbild vorhanden ist und die folgenden Symptome gegenwärtig sind, ist Kali ars angezeigt.

Zusätzliche Symptome von Kalium arsenicosum

- Husten am schlimmsten zwischen 2 und 3 Uhr morgens
- Die Knochen im Kopf fühlen sich wund an wie mit der Hand zerquetscht. Dieses Gefühl macht sie verrückt
- Wenn die Atemnot schlimmer wird, werden die Augen rot
- Schmerzen in der Herzgegend, schlimmer beim Liegen auf der linken Seite

Mercurius solubilis

❖ Merkur ist ab dem Übergang ins zweite Stadium angezeigt, manchmal schon am Ende des ersten Stadiums.

Der Kranke hat langsam an Kraft verloren und zittert nun bei der geringsten Anstrengung. Besonders nachts überfällt ihn ein gewaltiger trockener Husten, und die Brust fühlt sich wie ausgetrocknet an. Am Anfang war möglicherweise eine laufende Nase vorhanden (*Arsen, Bryonia*). Wenn der Kranke auf der rechten Seite liegt, kann er nicht aufhören zu husten. Der Kopf, besonders die Knochen, schmerzen sehr. In der Nacht ist ihm zu heiß und er muß die Bettdecke wegschieben, doch danach ist ihm gleich wieder zu kalt. Dabei schwitzt er die ganze Zeit. Der Schweiß riecht süßlich und penetrant. Der Patient ist meist sehr durstig und verlangt nach kaltem Wasser. In der Regel ist der Mund nicht trocken, eher feucht; die Zunge ist schwammig und blaß. Wenn die Lungen anfangen richtig zu hepatisieren, läuft das Gesicht tiefrot an und erinnert an Belladonna.

Doch Belladonna wäre hier vollständig fehl am Platz, da es nur im Vorstadium in Frage kommt. Nicht nur fehl am Platz, sondern es könnte sogar sehr nachteilig wirken.

Zusätzliche Symptome von Mercurius solubilis

- Am Tag ist er von einer Lethargie ergriffen und beim Schwitzen ist ihm übel, so daß er die Decke immer wieder abwirft
- Stechende Schmerzen, die vom rechten Schulterblatt durch die Brust schießen
- Gefühl, als ob ein Gewicht in den Lungen liegt
- Der Speichel ist blutig

Mercurius corrosivus
ist statt Mercurius solubilis angezeigt, wenn zusätzlich folgende Symptome vorkommen:

- Trockener Mund
- Salziger Geschmack im Mund
- Verlangen nach warmen Getränken
- Weiß-gelbliche Zunge

Phosphor
❖ Phosphor ist erst später bei Lungenentzündung angezeigt, meist im späteren Teil des zweiten Stadiums und frühen dritten Stadium.

Der Phosphor-Kranke ist von Anfang an schwach und schläfrig. **Beachte:** Diese vorherrschende Schwäche könnte dazu verleiten, Phosphor zu früh zu verschreiben, bevor sich der Zustand von Phosphor richtig entwickelt hat.

Auch bei anderen Krankheiten kommt es häufig vor, daß auffällige Symptome eines oder mehrerer Mittel zwar schon sehr deutlich vorhanden sind, aber das Mittel (oder die Mittel) kann noch nicht eingesetzt werden, da die zu dem Mittel passende Pathologie noch nicht entstanden ist. Wenn Phosphor zu früh gegeben wird, kann es Reaktionen auslösen, die keineswegs heilsam sind.

Besonders die Augen fühlen sich äußerst müde an. Dem Kranken ist immer kalt; selbst bei hohem Fieber will er gut zugedeckt sein. Doch die Wangen sind sehr heiß. Leichtes Schwitzen kann vorkommen, doch allgemein ist die Hitze trocken. Nach einiger Zeit wird er sehr durstig und verlangt große Mengen eiskalten Wassers. Wenn er aufstehen muß, um auf die Toilette zu gehen, wird ihm sehr schwindlig, und er kann sogar das Bewußtsein verlieren. Der Patient kann große Mengen hellrotes Blut hochhusten und manchmal rostfarbigen Schleim.

Zusätzliche Symptome von Phosphor

- Bei zu reichlichem Schwitzen kann es zu Nasenbluten kommen
- Brennendes Gefühl in den Lungen
- Kann nicht auf der linken Seite liegen; rechts liegen erleichtert den Husten
- Kann zwar tief Einatmen, meint aber keine Luft zu bekommen

Pulsatilla

❖ Pulsatilla ist sehr nützlich zu Beginn des zweiten Stadiums oder sogar vom Ende des ersten bis zum Ende des dritten Stadiums.

Das Fieber kommt mit starkem Frieren, aber nachts besteht eine unerträglich trockene brennende Hitze. Der Körper fühlt sich beim Anfassen glühend heiß an. Die Kranke will zugedeckt sein, braucht aber auch ständig frische Luftzufuhr. Ansonsten fühlt sie sich so krank und furchtbar fröstelig, aber frische Luft bessert das Frieren. Der Körper schmerzt stark, doch sanfte Bewegung, besonders draußen, tut ihr gut. Die frische Luft ist wohltuend, auch die Schmerzen vergehen, und sie fühlt sich wie geheilt. Nach anfänglicher Durstlosigkeit entwickelt sie großen Durst auf kleine Mengen kalten Wassers, allerdings nicht so eiskalt, wie es der Phosphor Patient verlangt. Aus Faulheit trinkt sie nicht allzu oft, aber wenn man ihr Wasser anbietet, nimmt sie es dankbar an. Am liebsten mag sie Limonade und kann ein ganzes Glas zügig leeren.

Zusätzliche Symptome von Pulsatilla

- Blasses Gesicht, sogar bei sehr hohem Fieber
- Draußen an der frischen und kalten Luft hört der Husten auf
- Wenn sie sich am späten Abend zum Schlafen hinlegt, kann sie sich kaum vor Husten beruhigen. Muß sich immer wieder aufsetzen, bis sich der krampfhafte Husten legt

Spongia tosta

❖ Wird am Ende des Vorstadiums oder beim Übergang ins erste eingesetzt und ist besonders wichtig im späteren zweiten und dritten Stadium der Lysis.
Das Fieber beginnt mit großer Kälte. Der Patientin wird einfach nicht warm. Zwar überkommt sie bald eine trockene, brennende Hitze, aber sie fühlt sich trotzdem kalt und zittert. Wenn die Kälte nachläßt, wird sie sehr nervös und spürt eine Hitze in der Herzgegend. Sie kann weinen und die Lust am Leben verlieren. Diese Tendenz ist noch stärker, wenn der äußerst trockene Husten anfängt. Er ist so trocken, daß er sich wie das Bellen eines kleinen Hundes oder das Kikeriki eines Hahnes anhört. Der Husten erstickt sie; beim Liegen kann sie kaum atmen. Sie muß vornüber gebeugt sitzen. In der Brust besteht ein Gefühl der Erschöpfung, das sich bei der geringsten Anstrengung verschlimmert.

Anfänglich sind die Schleimhäute sehr trocken, ohne oder nur mit geringfügigem Auswurf, später reichlich.

Zusätzliche Symptome von Spongia

- Auch wenn der Rest des Körpers heiß ist, fühlen sich die Oberschenkel kalt an
- Der Husten ist beim Essen oder Trinken besser, insbesondere von warmen Sachen, vor allem im Stadium der Lysis
- Schläft gut ein, aber wacht ängstlich auf, mit dem Gefühl zu ersticken

Sulfur

❖ Sulfur ist ein Mittel für das zweite und dritte Stadium von Lungenentzündung.

Dem Kranken ist es zu heiß. Er kann kein warmes Zimmer ertragen und möchte raus an die frische, kühle Luft, wo der Husten und die Atmung besser werden. Er mag nicht im Bett liegen, da ihm das Bett zu heiß ist. Erst gelingt es ihm, kühle Stellen im Bett zu finden. Aber bald ist es überall zu warm. Also legt er sich auf den kalten Boden. Wenn es ein Kind ist, dann zum Entsetzen der Eltern. Im Verlauf der Krankheit wird er immer schwächer und schwitzt durch die geringste Anstrengung. In der Regel besteht viel Durst vor allem auf Warmes, außer wenn das Fieber anfänglich am Steigen ist. Auch weit bis ins zweite Stadium besteht in aller Regel dieses Verlangen nach warmen Getränken, obwohl ihm richtig heiß sein kann. Erst im dritten Stadium kann langsam ein Bedürfnis nach kaltem Wasser aufkommen, aber nicht im zweiten. Wenn trotzdem im zweiten Stadium Sulfur das passendste Mittel zu sein scheint, aber der Kranke Kaltes trinken will, wird Sulfur nur partiell oder gar nicht helfen. In diesem Fall ist eher *Kalium sulf* das passende Mittel.

Die obige Schilderung genügt meistens, um Sulfur verschreiben zu können. Aber es gibt zusätzlich auch ein paar bestätigende Symptome.

Zusätzliche Symptome von Sulfur

- Er spürt einen Druck auf der Brust, der ihn ängstlich macht
- Der brennende Schmerz in der Lunge breitet sich zum Gesicht aus, und er möchte raus an die frische Luft
- Die Füße und Handflächen brennen

Tuberculinum bovinum (Tub.)

❖ Nosoden haben ein viel breiteres Spektrum als andere Mittel. Alle Nosoden sind im Allgemeinen erst dann an der Reihe, nachdem die Krankheit vollständig vom Organismus Besitz ergriffen hat. Tuberculinum ist daher nicht im Vorstadium der Krankheit angezeigt. Wenn die Verdichtung der Lunge, also das erste Stadium, sehr rasch einsetzt, ist Tuberculinum ein hochwichtiges Mittel.

Der Kranke, der Tuberculinum braucht, hat schon zu Beginn der Krankheit angefangen zu frieren, und diese Kälte begleitet ihn durchgehend. Er möchte die ganze Zeit zugedeckt oder, wenn er nicht im Bett liegt, gut warm angezogen sein. Erst dann fühlt er sich wohl, so weit man das von einem Kranken sagen kann. Das geringste Abdekken verursacht sofortiges Frieren. Sein Körper tut sehr weh, mindestens am Anfang, auch der Kopf schmerzt. Nach dem Einsetzen des Hustens kann der Kopf besser werden. Obwohl es ihm kalt ist, fühlt er sich an der frischen Luft viel besser. Auch Bewegung tut ihm gut, besonders draußen, und die Schmerzen werden deutlich besser, können sogar verschwinden, kommen aber mit einer Wucht zurück, sobald er sich wieder hinlegt. Der Husten ist auch draußen viel besser, manchmal weg, solange er sich nicht zu sehr anstrengt. Nach und nach wird er aber zu schwach, um die wohltuende Frische draußen zu genießen.

Zusätzliche Symptome von Tuberculinum

- Jeden Nachmittag steigt das Fieber und kann auch zu anderen Zeiten steigen. Dabei wird das Gesicht ganz rot, in der Regel hellrot umschrieben, nicht flächig
- Durst auf Fruchtsäfte oder Limonade – warm oder kalt. Einer mag es kalt, ein anderer warm
- Wenn der Magen-Darm betroffen ist, wie es bei COVID-19-Erkrankten vorkommen kann, hat der Kranke meist anfänglich keinen Hunger. Aber wer Tuberculinum braucht, wird spätestens nach einigen Tagen etwas Herzhaftes verlangen. Die Fleischesser möchten eine Fleischsuppe, Vegetarier bevorzugen vielleicht Bohnen- oder Misosuppen

Pneumococcinum

❖ Pneumococcin ist ebenfalls eine Nosode und erst in einem späteren Stadium angezeigt.

Es hat ähnliche Symptome wie *Tuberculinum*, doch der Kranke, der Pneumococcin braucht, friert nicht. Ferner braucht dieser Mensch die frische Luft noch mehr als Tuberculinum; draußen fühlt er sich rundum wohl (ähnlich wie Pulsatilla).

Die zusätzlichen Symptome sind ähnlich wie bei Tuberculinum, außer:

- Ein heißes Fußbad verbessert alles, aber sonst ist keine Wärme verlangt

Streptococcinum (Strep.)

❖ Streptococcin ist eine Nosode, welche Pneumococcin sehr ähnelt, und selbstverständlich hat sie ebenfalls eine Ähnlichkeit zu Tuberculinum und ist auch viel später angezeigt.

Streptococcin friert ähnlich wie Tuberculinum, aber nicht so stark. Das Frieren kann später auch verschwinden. Wir denken an Streptococcin, wenn der Kranke ein Weltuntergangsgefühl hat. Er macht vielleicht alles Notwendige, um die Krankheit zu bekämpfen, hat aber keine richtige Hoffnung. Die Mittel, die er bekommen hat, bewirken keine große Veränderung und bauen nicht auf. Er hat das Gefühl, daß er einen hoffnungslosen Kampf führt. Die Krankheit schreitet unaufhörlich fort trotz der besten Bemühungen.

Die zusätzlichen Symptome sind ähnlich wie bei Tuberculinum, außer:

- Der Kranke bleibt trotz der ernsthaften Situation relativ ruhig. Auf jeden Fall regt er sich nicht auf, das heißt er bleibt im Umgang mit anderen Menschen beherrscht

Die Folgebehandlung

Lungenentzündungen sind von einer gewissen Komplexität und benötigen oft für die Behandlung zwei oder mehr Mittel, je nachdem wie die Symptome kommen oder sich ändern.

Die Behandlung einer Lungenentzündung erfordert in der Regel ein Folgemittel, um auch die Veranlagung in der Tiefe auszuheilen, in der Homöopathie *Miasma* genannt. Die Regeln für die miasmatische Folgebehandlung sind schon sehr früh in der Geschichte der Homöopathie entwickelt worden und von großer Wichtigkeit.

Eine schwere Lungenentzündung neigt in besonderem Maße dazu, einen Rückfall zu entwickeln, sogar durch „kleineres Fehlverhalten" des Patienten. Mit Hilfe der homöopathischen Behandlung fühlt er sich nämlich, und das birgt eine Gefahr in sich, nach erstaunlich kurzer Zeit ziemlich wohl und meint, er könne sich nun alles erlauben. Dies gilt vor allem für atypische Lungenentzündungen. Deswegen ist es wichtig, den Patienten darüber aufzuklären und ihn zu vollständiger Gesundung zu bringen.

Aconit

Folgebehandlung mit Sulfur
Ein einfacher Fall von Aconit braucht, nachdem das Fieber gesunken und die Lunge frei ist, meist Sulfur als Folgemittel, besonders wenn die Vitalität des Patienten nicht die beste ist.

Sulfur ist vor allem angezeigt, wenn der Patient noch die Nachwirkungen der Krankheit spürt, geschwächt ist und wenn der gesunde Appetit nicht zurückkehrt.

Dosierung:
- Normalerweise reicht eine Gabe Sulfur, vor allem wenn eine Hochpotenz verabreicht wird, also die C 1000 oder XM
- Bei jüngeren Personen kann die Hochpotenz wiederholt werden

- Wenn nach einer Einzelgabe spätestens nach zwei Tagen die Symptome noch nicht ganz weg sind, sollte man das Mittel wiederholen
- Bei geschwächten oder älteren Menschen sollte nach der Mittelgabe bis zu einer Woche abgewartet werden. Erst wenn man ganz sicher ist, daß kein weiterer Fortschritt stattfindet, steht die Wiederholung an
- Wenn niedrige Potenzen bis zur C 30 eingesetzt werden, und dies gilt oft auch für die C 200, die zu den mittleren Potenzen gezählt wird, sollte Sulfur alle 6 bis 12 Stunden wiederholt werden, bis die Heilung deutlich vollzogen ist.

Folgebehandlung mit Bryonia (siehe auch unter Bryonia)
In manchen Fällen wird Aconit die akute Symptomatik und das hohe Fieber nehmen, aber das Krankheitsgefühl sowie ein schmerzhafter Husten bleiben. Der ganze Körper tut weh, und der Kranke möchte nur ruhig liegen. Bryonia wird in solchen Fällen in ein paar Tagen das Wohlbefinden wieder herstellen.
Dosierung: Eine Gabe alle 4 bis 6 Stunden

Arsenicum album

Arsen kann bei manchen Menschen eine vollständige Heilung bewirken, aber bei den meisten ist eine Folgebehandlung notwendig.

Folgebehandlung mit Phosphor
Hat eine allgemeine Besserung stattgefunden, der Patient fiebert aber noch etwas, hustet und friert, ist Phosphor angezeigt, besonders wenn der Kranke plötzlich etwas Eiskaltes trinken will. Die Schwäche ist auch immer noch da und die Krankheit nicht überwunden.

Folgebehandlung mit Sulfur
Es folgt auf Arsen, wenn der Kranke anfängt, sich warm zu fühlen, zumindest ist ihm nicht mehr kalt. Er ist noch schwach und hat keinen Appetit. Sulfur ist deutlich angezeigt, wenn der Patient etwas Warmes trinken will.

Bryonia

Folgebehandlung mit Sulfur
In den meisten Fällen folgt Sulfur. Dies ist insbesondere dann stimmig, wenn alles gut zu sein scheint, doch ein Unwohlsein ist noch vorhanden.

Folgebehandlung mit Tuberculinum
Tuberculinum ist das Folgemittel, wenn Bryonia zwar schon hilft, aber nicht wie erwartet, und der Patient zum Beispiel Lust auf etwas Kräftiges zum Essen bekommt. Jetzt ist Bryonia nicht mehr angezeigt, denn es ist appetitlos.

Wenn Bryonia nicht wirkt
Manchmal reagieren die Kranken zu unserer Überraschung entweder sehr langsam, nicht zufriedenstellend oder gar nicht auf das scheinbar gut gewählte Bryonia. Wenn wir uns dann die Symptome nochmals durch den Kopf gehen lassen und den Eindruck bekommen, daß sie eigentlich doch sehr gut zu Bryonia passen würden, liegt ein Fall von *Tuberculinum* vor.

Chelidonium

Chelidonium wird in der Regel eine Lungenentzündung vollständig in Ordnung bringen.

Folgebehandlung mit Bryonia
Doch manchmal bleibt eine gewisse Lethargie übrig, und die Schmerzen verschwinden nicht ganz. Der Kranke möchte liegen und sich ausruhen. Das ist die Situation, in der Bryonia angezeigt ist. Wie schon an anderer Stelle erwähnt, ist es häufig ratsam, auf Bryonia *Sulfur* folgen zu lassen.
Dosierung: Je nach Fall sollten eine oder wenige Gaben Sulfur genügen.

Weitere Folgemittel

Der Zustand, der nach der Heilwirkung eines Mittels noch vorhanden ist, enthällt immer ein paar hinweisende Symptome. Diese hinweisenden Symptome sind unter der Beschreibung der Mittel zu finden.

Echinacea
Echinacea wird Lungenentzündungen selten vollständig heilen können, außer in Ausnahmefällen, aber es kann die Schwere der Krankheit erheblich reduzieren. In letzterem Fall wird eines der Mittel für das erste bis dritte Stadium in Frage kommen.

Kalium arsenicosum
Kali ars benötigt normalerweise kein Folgemittel. Aber mit *Tuberculinum,* gegebenenfalls auch *Streptococcin* oder *Pneumococcin,* kann besonders bei älteren Menschen einem Rückfall vorgebeugt werden. Gelegentlich kommt auch *Sulfur* als Folgemittel in Frage. Die Zeichen sind die gleichen, wie bei der Folgebehandlung unter Aconit beschrieben.

Phosphor
Im Allgemeinen heilt es die Pneumonie alleine aus. Aber manchmal braucht man entweder *Sulfur* oder *Tuberculinum* als Folgemittel, seltener auch *Pneumococcin.*

Pulsatilla
Sulfur, Pneumococcin oder *Tuberculinum* sind die Folgemittel.

Spongia
Es benötigt als Folgemittel eines der folgenden Mittel:
Mercurius solubilis, Pneumococcin, Phosphor, Streptococcin, Sulfur oder *Tuberculinum.*

Die Regeln der Verordnung

Die Wahl der richtigen Potenz

Ältere und weniger vitale Menschen sollten mittlere Potenzen (C 30 – C 1000 oder unter LM 90) erhalten und sie weniger oft wiederholen. Jüngere und vitale Menschen können Hochpotenzen (ab C 1000 oder LM 120) öfter wiederholen.

Normalerweise kann die mittlere Potenz C 200 jedem gegeben werden, doch sollten Sie möglichst noch höhere Potenzen verordnen, denn sie wirken schneller und deutlicher. Für jüngere und vitale Menschen ist die Potenz XM (C 10.000 oder LM 360) sehr passend und wirkungsvoll.

Für ältere und nicht so vitale Menschen paßt die Potenz C 200 oder darunter, beziehungsweise LM 30 bis LM 3. Wenn die Besserung aber sehr langsam voranschreitet, sollte eine höhere Potenz eingesetzt werden.

Wenn die Potenz weder zu hoch noch zu niedrig gegeben werden sollte, haben wir die Option, die Zwischenpotenz C1000 oder LM 90 einzusetzen.

Sicher muß das Mittel genau passen, bevor Sie sich Gedanken über die Potenz machen. Wenn das Mittel nur teilweise paßt, also nicht das Similimum ist, ist eine höhere Potenz fehl am Platz. Aber auch die ganz niedrigen Potenzen werden dann kaum eine zufriedenstellende Wirkung zeigen oder wirkungslos sein. In diesem Fall sollten die mittleren Potenzen C 30 bis C 200 eingesetzt werden, beziehungsweise LM 3 bis LM 18.

Die Wiederholung

- Im Normalfall wird das Mittel alle 2 bis 24 Stunden wiederholt.
- Die Wiederholung hängt von der Intensität der Krankheit, dem Alter des Kranken sowie seiner Vitalität ab.
- Die Nosoden werden seltener wiederholt, in der Regel zwei bis drei Mal am Tag. Ein Kranker, der Pulsatilla alle 2 Stunden bekommt, bekäme zum Beispiel die Nosode Tuberculinum alle 6 bis 8 Stunden oder seltener.

Beispiele:
Also bekommt ein junger und vitaler Mensch mit heftigen Symptomen das passende Mittel in der XM-Potenz alle 2 Stunden.
Ein älterer und wenig vitaler Mensch würde das Mittel in der C 200 alle 4 bis 8 Stunden bekommen, aber die Nosode nur einmalig.

*Der oder die Behandler*in sollte mit den Reaktionen gut vertraut sein. Dies gilt besonders für die schwierigen Fälle. Ansonsten ist es hilfreich, einen erfahrenen Homöopathen zurate zu ziehen.*

Dosierungs- und Vorsichtsmaßregeln bei älteren oder geschwächten Menschen

Sanfte, aufbauende Mittel
Folgende Mittel sind wichtig bei älteren oder geschwächten Menschen und können häufiger als andere Mittel wiederholt werden: Arsenicum album, Chelidonium, Echinacea, Kalium arsenicosum, Pulsatilla und Spongia.

Beachtenswert bei Phosphor
Sollte eine ältere Person Phosphor bekommen, und zwar als erstes Mittel, ist es ratsam, nur eine Gabe zu geben und danach abzuwarten. Bei stetiger Besserung ist zudem eine Wiederholung *absolut kontraindiziert.*

Bei älteren Menschen ist es günstig, vor Phosphor eine Gabe *Carduus marianus* zu geben. Carduus vitalisiert den Patienten, und Phosphor wirkt danach sanfter und sicherer.
Dosierung: 5 Tropfen Carduus D1 – D3 (was gerade zur Verfügung steht) auf ein Glas kaltes Wasser geben und austrinken. Phosphor soll etwa eine Stunde danach verabreicht werden.

Vorsicht bei den Nosoden und Sulfur für ältere Menschen
Ältere und weniger vitale Menschen sollten nur eine Gabe von den Nosoden oder von Sulfur bekommen, danach abwarten und beobachten. Wenn die Wirkung nachläßt, überprüfen Sie den Zustand, und nur wenn das Mittel noch angezeigt ist (das heißt, der Zustand ist so ziemlich der gleiche – natürlich ist er jetzt besser geworden), wird es wiederholt.

Vorsicht bei Merkur
Merkur sollte bei älteren Menschen nicht häufiger als zweimal täglich wiederholt werden.

Unterstützende therapeutische Maßnahmen

Ein heißes Bad

Baden ist nicht nur erlaubt, sondern unter bestimmten Voraussetzungen kann es sehr vorteilhaft sein. Die Individualität des Erkrankten zeigt, was für ihn passend ist. Am Anfang der Krankheit ist in der Regel ein Bad kaum angebracht. Doch jeder Mensch entwickelt seine Krankheit anders, daher ist der Begriff „am Anfang" sehr relativ. Normalerweise entwickelt der Körper die notwendige Temperatur, um die „Viren" zu braten. Daher ist von routinemäßigen Überwärmungsbädern Abstand zu nehmen. Ohne das Bedürfnis des Kranken zu berücksichtigen, können sie die Symptome verschleiern und die Genesung in die Länge ziehen. Menschentypen wie Sulfur und Kalium sulf grauen sich beispielsweise vor einem Bad. Erst im dritten Stadium einer Lungenentzündung käme es bei ihnen überhaupt in Frage. Wohingegen der Phosphor-Mensch gerne schon in einer sehr frühen Erkrankungsphase ein Bad nehmen möchte, manchmal sogar jeden Tag. Aber übertreiben sollte man es auch nicht.

Die Vorgehensweise

Den richtigen Zeitpunkt für ein Bad erfahren Sie vom Kranken, denn er entwickelt dann ein unbändiges Bedürfnis danach!

Das Badewasser sollte in der Regel etwa die Körpertemperatur von 37 Grad haben, jedoch auch hier richtet man sich nach dem Bedürfnis des kranken Menschen. Langsam wird die Temperatur durch Zufuhr von heißem Wasser bis auf etwa 41 Grad erhöht. Wenn es nach Phosphor ginge, würde er gerne sogar 45 Grad haben, und das darf er auch. Das Bett sollte gut vorbereitet sein – nach Bedarf mit Wärmflaschen aufgewärmt. Ein Bademantel oder ein großes Frotteetuch, um den Kranken später darin einzuwickeln, werden ebenfalls erwärmt.

Nach dem Bad den Kranken noch feucht in ein großes Badetuch wickeln und gut zudeckt im Bett für etwa eine Stunde nachschwitzen lassen. Manche möchten auch die ganze Nacht so verweilen. Das ist auch völlig in Ordnung.

Große Mengen trinken für die Überwärmung?
Ja, es stimmt. Der Körper braucht viel Flüssigkeit! Aber pflichtgemäß vor dem Bad große Mengen heißen Lindenblütentee zu trinken, weil er schweißfördernd wirkt, entspricht nicht dem hohen Prinzip der Individualität. Manche Menschen bekommen erst beim Baden Durst, andere hinterher. Phosphor wird sicher Kaltes trinken wollen oder könnte zuerst sehr heiß trinken, dann später eisig kalt. Pulsatilla will immer Kaltes, am liebsten Limonade. Also wieviel, wann und was, sollte herausgefunden werden.

Und das ist die Aufgabe der Betreuerin oder des Betreuers, weil der Kranke in der Regel oft nicht die Kraft hat, sich durchzusetzen oder überhaupt seine Bedürfnisse wahrzunehmen. Die Fürsorge um den Kranken und die Überzeugung von den Heilprinzipien hilft dem Kranken, seine Bedürfnisse deutlich zu äußern.

Haare waschen?
Auch Haare waschen ist möglich, wenn das Bedürfnis danach sehr groß ist. Nur die Vorsichtsmaßnahmen sollten genau eingehalten werden. Die Haare dürfen leicht feucht bleiben, wenn sie in ein warmes Tuch eingehüllt werden, und der Kranke sich nach dem Waschen der Haare genügend Ruhe gönnt.

Diät

Grundsätzlich sollte jede Diät nach den Bedürfnissen des Kranken individualisiert werden. Doch es gibt gewisse allgemeine Richtlinien, die helfen, den Heilungsprozeß zu unterstützen, statt den Körper zu belasten.

Die meisten Ernährungsfehler
werden zu Beginn der Krankheit gemacht. Zu dieser Zeit ist kein richtiger Hunger oder Appetit mehr vorhanden, aber der Kranke neigt dazu, gewohnheitsmäßig weiter zu essen. Das Beste ist, bei fehlendem Hunger gleich vollständig zu fasten oder zumindest die Nahrungsaufnahme drastisch zu reduzieren. Sollte der Kranke in dieser Zeit schwere Speisen, Brot und Getreide zu sich genommen haben, wird dies die Erkrankung komplizieren. In dem Fall heißt es abzuwarten, bis der Organismus für den Homöopathen wieder brauchbare Symptome erzeugen kann, um eindeutig das passende Mittel zu finden.

➢ **Was ist zu meiden?**
Eiweiß: Bei einer Lungenentzündung sind Milch und Milchprodukte zu meiden, ebenso schwer verdauliche pflanzliche Eiweiße – beispielsweise Bohnen. Auf Sauermilchprodukte wie Joghurt, Buttermilch und Ähnliches sollte vollständig verzichtet werden.

Sojaprodukte: Hier zeigen die Studien während der letzten 60 Jahre keine positiven Ergebnisse für die menschliche Ernährung. Sie werden eher als unvorteilhaft eingestuft und sollten zumindest während der akuten Krankheit gemieden werden.

Brot und Getreideerzeugnisse sollten stark reduziert und in schweren Fällen ganz gemieden werden. Zwieback wird im späteren Verlauf, wenn die Krankheit gut im Griff ist, meist gut vertragen.

Gemüsesäfte: Die meisten sind in den ersten zwei Stadien von Lungenentzündung zu reichhaltig und schwer für die Leber, denn sie muß in dieser Zeit zur Höchstform auflaufen und viel entgiften. Kleine Mengen von frischem, verdünntem (1:1) Karotten- oder Rote Bete-Saft können in den Obstsaft gegeben werden.

Aromatisierte Kräutertees sind nicht empfehlenswert, besonders nicht am Anfang der Krankheit und nicht bei Mitteln wie *Arsen, Phosphor, Chamomilla, Pulsatilla, Bryonia* und *Echinacea*. Früchtetees stören die Wirkung der homöopathischen Mittel in der Regel nicht, aber die Säure kann irritieren.

Kaffee und schwarzer Tee sind nicht unbedingt empfehlenswert. Wenn der Kranke sehr danach verlangt (aber nicht, wenn die Krankheit gerade beginnt – in dem Fall ist es die Gewohnheit), kann in Ausnahmefällen ein schwacher Kaffee oder Schwarztee, ein bis zwei Mal während der ganzen Behandlungszeit gegeben werden. Honig kann man verwenden, andere Süßungsmittel hingegen sehr sparsam.

➢ Was ist empfehlenswert?

Trinken nach Bedarf
Gutes, klares Wasser ist das beste Getränk. Ohne Durst zu trinken ist schädlich für den Körper. Es kann die Symptome verschleiern oder sogar falsche Zustände erzeugen. Dadurch wird die Behandlung erschwert und die Heilung verzögert.

Deswegen sollte der Kranke nur so viel trinken, wie er wirklich braucht, und auch nur das, wonach der Körper verlangt. Der Körper hat seine eigene Chemie und weiß am besten, was ihm guttut

Obst und Fruchtsäfte
Die meisten saftigen Früchte sind vorteilhaft, auch als verdünnte frische Säfte. Bei Durchfall kann frisches Obst manchmal ungünstig sein. Hier ist gebackenes oder gedünstetes Obst zu bevorzugen. Bei starkem Verlangen nach Süßem kann mit Honig gesüßt werden.
Frischer Zitronensaft kann das Wasser aufwerten, wenn gewünscht mit Honig gesüßt.

Orangen können jedoch die Lungen reizen und sollten deshalb gemieden werden, außer es ist ein richtig großes Verlangen danach vorhanden. Grapefruits sind besser bekömmlich. Eine Grapefruit-Limonade ist sehr erfrischend und aufbauend (frischer Grapefruitsaft, Wasser und Honig).

Fertige Limonaden und Getränke sind hingegen zu meiden. Durch die Erhitzung können sie den Körper übermäßig belasten, außerdem gehen viele Vitamine verloren.

Wenn ein Verlangen nach *vitaminreichen Nahrungsmitteln* besteht, sollte der Kranke sie zu sich nehmen, wie: Zitrusfrüchte, Hagebuttenmarmelade, Karotten-, Sanddornsaft, Kresse oder auch Senf, Kohlgemüse.

Gemüse und Hülsenfrüchte

Frisch zubereitete, *dünne* Suppen sind das Beste für die meisten Kranken. Eine ganze Reihe von Gemüse steht der Köchin oder dem Koch zur Verfügung. Fleischesser können nach Wunsch etwas Fleisch in die Suppe bekommen. Das Fleisch sollte vorher kurz angebraten werden.

Maximal ein Eßlöffel von Reis, Rollgerste, Hirse oder Quinoa kann mitgekocht werden.

Hülsenfrüchte, Bohnen und Erbsen sind schwer verdaulich und sollten gemieden werden.

Wer auf *Kohlgemüse* auch nur leicht mit Blähungen oder Völle reagiert, sollte es gänzlich meiden.

Zucchini und Kürbis sind leicht verdaulich und nahrhaft; sie können bei fast allen Erkrankungen verzehrt werden.

Kräuter – Geschenke der Natur

Gerade zu Ende des Winters, oft schon einige Zeit vor dem Frühlingsbeginn, liefert uns die Natur die ersten wertvollen Kräuter, zum Beispiel Löwenzahn und Brennessel. Sie sollten am Ende der Kochzeit in kleinen Mengen in die Suppe gegeben werden.

Die Nahrung sollte in kleinen Portionen und nur ausnahmsweise öfter als zweimal am Tag zu sich genommen werden. Überessen kann die Krankheit sehr komplizieren, auch Kräuter nicht überdosieren.

Fasten ist heilsam
Die Grundregel bei allen akuten Erkrankungen lautet: Kein Hunger – *keine Nahrungsaufnahme*! Die ersten drei bis vier Tage ist oft der Appetit gänzlich weg, und Fasten ist angesagt, auch mehrere Tage lang. *Der Körper verfügt über genügend Reserven!*

Vitamin D
In der kalten Jahreszeit wird Vitamin D3 hochdosiert empfohlen, dies kann jedoch zu einer Überdosierung mit erheblichen Nebenwirkungen führen. Eine ausgewogene Ernährung, eine gründliche homöopathische Behandlung und der Einsatz von Chakrablüten Essenzen wie zum Beispiel die Sonnenlob Lotion befähigen den Körper, auch bei niedrigem Sonnenstand genügend Vitamin D zu erzeugen.

Nachwort

Es gibt eine große Anzahl von Cononaviren. Diese sind für etwa 5 – 25% aller grippalen Infekte, je nach Saison, verantwortlich. Auch das SARS-CoV-2 löst so eine Grippe aus, bei der nur ein ganz geringer Anteil der Erkrankten Lungensymptome bekommt. Die Betroffenen sterben meist nur dann an der Lungenentzündung, wenn ihre Gesundheit schon vorher stark angeschlagen war.

Eine weitaus größere Anzahl der Menschen, die mit dem Virus infiziert sind, zeigt überhaupt keine Symptome.

Zwischen einem grippalen Infekt und der echten Grippe (Influenza) besteht ein großer Unterschied. *Ein grippaler Infekt* gleicht einer gewöhnlichen Erkältung, wobei systemische Symptome wie Fieber und Gliederschmerzen entstehen können. Dagegen hat die *Influenza* einen wesentlich schwereren Krankheitsverlauf mit hohem Fieber und sehr schlechtem Allgemeinbefinden.

Jedes Jahr erkranken in Deutschland viele Menschen an der Grippe und etwa 20.000 sterben daran. Auch hier spielen die Impfungen, besonders gegen Grippe und Pneumonie und multiresistente Keime im Krankenhaus eine bedeutende Rolle.

Statt in der Angst zu leben und einen Mund-Nasenschutz zu tragen, wäre es ratsamer, die Gesundheit zu verbessern und das Immunsystem zu stärken.

„Meiden Sie Streß" wird sehr leicht gesagt. Aber wie macht man das? Ohne die Naturheilkunde wie z. B. Homöopathie, Chakrablüten Essenzen und die Hilfe der Engel ist es gewiss nicht so leicht.

Am besten schützen Sie den Kranken vor dem unheilvollen Einfluß der Medien. Informierte Autoren können hingegen viel Einsicht in die Thematik verschaffen.

Empfehlenswerte Lektüre

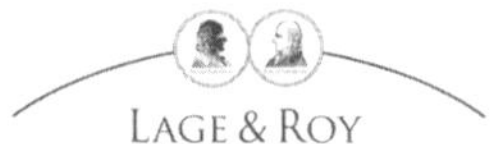

Selbstheilung durch Homöopathie

von Ravi Roy und Carola Lage-Roy, 416 Seiten, 3. Auflage 2018
Dieses Buch liefert die grundlegenden Regeln und eine anschauliche Darstellung der wesentlichen Züge der Arzneien bei einer Großzahl von akuten Erkrankungen wie Fieber, Bronchitis, Sinusitis, Krupp, Mittelohrentzündung und den klassischen Kinderkrankheiten.

Homöopathischer Ratgeber – Die homöopathische Prophylaxe

von Carola Lage-Roy und Ravi Roy, 104 Seiten, 14. Auflage 2017
Dieser Ratgeber liefert Ihnen detaillierte Anweisungen und vermittelt den historischen und homöopathischen Hintergrund für den sicheren Schutz vor infektiösen Kinderkrankheiten. Welche Regeln zu beachten sind, um den Schutz so sicher wie möglich zu schaffen.

Homöopathischer Ratgeber – Grippe, Erkältungskrankheiten

von Carola Lage-Roy und Ravi Roy, 152 Seiten, 7. Auflage 2017
Der homöopathische Schutz vor Influenza und grippalen Infekten sowie die Behandlung von Schnupfen, Husten, Halsschmerzen und Fieber mit ausführlichem Symptomenverzeichnis

Homöopathischer Ratgeber – Reisen

von Carola Lage-Roy und Ravi Roy, 168 Seiten, 16., erweiterte Auflage 2017
Die Homöopathie bietet einen verantwortungsbewußten und gesundheitsverträglichen Schutz – auch vor anderen Infektionskrankheiten wie Hepatitis, Typhus, Cholera, Dengue Fieber; ebenfalls enthalten ist die Prophylaxe vor Tetanus und Tollwut.

Biowaffen und Homöopathie

von Carola Lage-Roy und Ravi Roy, 216 Seiten, 1. Auflage 2001
Behandlung von Milzbrand, Pocken, Cholera, Pest, Botulismus, Ebola. Dieses Buch liefert tiefes Wissen zum homöopathischen Schutz insbesondere vor schweren Infektionen, die auch als Bio waffe eingesetzt werden könnten. Hervorragende Kurzbeschreibungen des Wesens der Organaufbaumittel.
Neu! Die Dosierung der Schutzmittel ist überarbeitet worden und hier erstmalig veröffentlicht.

Die Reaktionen und LM-Potenzen

von Ravi Roy, 328 Seiten, 1. Auflage 2010
Das ausführlichste Buch über die zwölf Hauptkategorien der Reaktionen nach den Angaben von Hahnemann im *Organon* und in *Die Chronischen Krankheiten*. Wie der Patient auf das passende Mittel reagiert und was das homöopathisch bedeutet, ist der wichtigste Teil der homöopathischen Therapie. Die Regeln der Dosierung, der Wiederholung und der Potenzwahl werden genau erläutert.

Pneumonie

von A. und D. T. Pulford, 189 Seiten, 2. Auflage 2005
Das umfangreichste Fachbuch über die Behandlung von Pneumonie für Therapeuten!

Die Welt der Chakrablüten Essenzen

von Carola Lage-Roy, 384 Seiten, 4. Auflage 2020
Das Grundlagenwerk über die ersten zwölf Essenzen, welche die Basis für die weiteren Essenzen bilden.

*****

Pneumonias

von Douglas M. Borland, 78 Seiten, 1. Auflage 1939,
IBPS Publishers, Indien
Diese kleine Broschüre auf Englisch ist von einem praktizierenden Homöopathen geschrieben, der viele Lungenentzündungen erfolgreich behandelt hat.